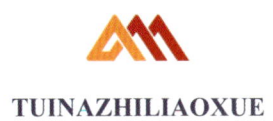

TUINAZHILIAOXUE

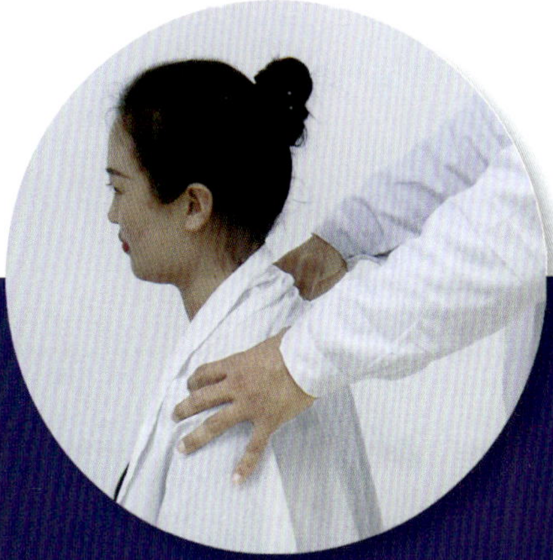

医疗保健康复行业实用系列教材

推拿治疗学

主编 成为品

民族出版社

医疗保健康复行业实用系列教材
《推拿治疗学》编纂委员会

主　任　张海燕

主　编　成为品

编　著　张振宇

编　委　（按姓氏笔画为序）

　　　　王　虹　　王　鑫　　王英利　　王春杰　　田　伟

　　　　成　严　　成为品　　刘亚利　　许亚平　　李　婧

　　　　李艳娜　　李海燕　　吴月明　　余佩臻　　张　琳

　　　　张明东　　张洪斌　　张振宇　　张海燕　　张家瑞

　　　　林毅青　　周正坤　　倪静峰　　徐俊峰　　蔡芸蔓

主　审　董福慧

审　稿　高　云　　王征美

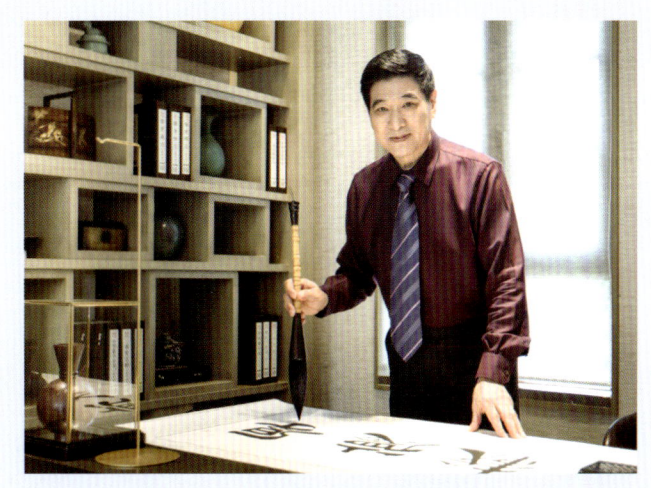

成为品 主任医师

　　1964年1月入伍，先后就读并毕业于济南军区卫生学校、中国人民解放军第四军医大学（今中国人民解放军空军军医大学）、中国人民解放军后勤学院。曾任部队军医、后勤学院教员、北京按摩医院院长、中国残疾人就业服务指导中心副主任、中国盲人按摩指导中心副主任、东亚太平洋地区盲人按摩学会秘书长。现任国家职业技能鉴定专家委员会委员、保健按摩专业委员会副主任、国家职业技能鉴定所所长、中国民族医药学会保健按摩分会会长、中国民族医药学会芳香医药分会技术顾问。

　　代表中国残疾人联合会参与起草制定全国盲人医疗按摩和盲人保健按摩培训、就业和晋升问题的相关法规性文件，主持编写、出版《正常人体解剖学》《内科按摩学》《伤科按摩学》《妇科按摩学》《儿科按摩学》《医古文》《中医基础理论》《中医诊断学》等25门按摩中专教材，《触诊诊断学》《按摩学基础》《伤科按摩学》《妇科按摩学》《儿科按摩学》等5门盲人按摩专科和本科教材，《康复理疗培训教程》《实用按摩学手册》等，研制发明的专供盲人按摩教学用的"电脑经络人""盲人按摩职业培训系统研究"获得国家科技二等奖，对我国盲人按摩事业的发展和残疾人，特别是盲人就业做出了不可磨灭的贡献，是我国盲人按摩事业发展的奠基人。

受国家人力资源和社会保障部委托，主持制定、编写《保健按摩师国家职业标准》《保健按摩师国家职业资格培训教程》《芳香保健师国家职业标准》《芳香保健师国家职业资格培训教程》，参与组建保健按摩师、芳香保健师国家职业技能鉴定考试题库，对我国保健按摩事业起到了积极的推动作用，是我国保健按摩事业发展的领头人。

1998年起，曾多次到中国香港、台湾等地，开展关于中医按摩的讲学与交流，曾多次代表中国中医按摩界应邀访问美国、德国、意大利、波兰、日本、泰国、菲律宾、马来西亚等国家，开展关于中医按摩的讲学与交流，受到广泛好评，对世界推拿按摩事业的发展做出了卓越贡献。

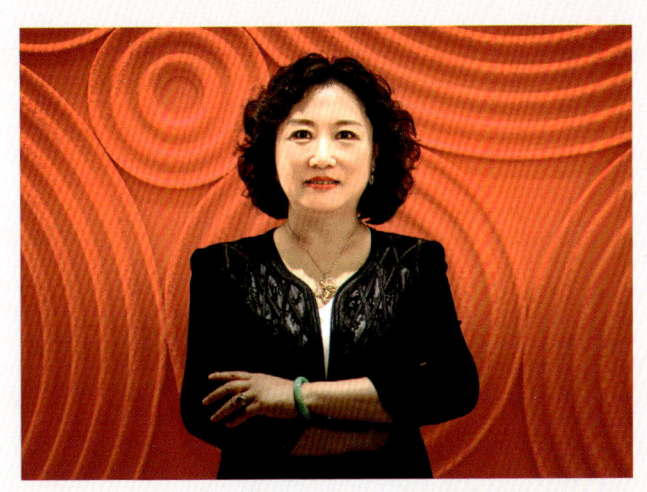

张海燕 校长

  1985年10月参加工作，致力于职业教育工作三十余年。现任国家职业技能鉴定专家委员会委员、保健按摩专业委员会秘书长、国家人力资源和社会保障部认定的国家职业技能芳香保健师和保健按摩师考试的命题专家、中国民族医药学会芳香医药分会执行会长、北京成人按摩职业技能培训学校校长。

  1998年在国家劳动部（今国家人力资源和社会保障部）、中国残疾人联合会领导的关怀和指导下，成立了北京成人按摩职业技能培训学校，并被认定为"全国盲人按摩骨干、师资"和"全国保健按摩师考评员"培训、鉴定、考核基地。多年来，为国内外培养了十余万名保健按摩骨干、师资、考评员和保健按摩从业人员。连续十几年被北京市人力资源和社会保障局评为先进教师，并获得北京市政府特殊津贴奖。

  受国家人力资源和社会保障部职业技能鉴定中心委托，组织国内知名专家制定、编写《保健按摩师国家职业标准》《保健按摩师国家职业资格培训教程》《芳香保健师国家职业标准》《芳香保健师国家职业资格培训教程》，参与组建保健按摩师、芳香保健师国家职业技能鉴定考试题库，为加速我国保健按摩事业的发展做出了突出贡献。

前　言

习近平总书记指出，中医药学是中国古代科学的瑰宝，也是打开中华文明宝库的钥匙。中医按摩是中华民族独特的医疗、保健方法，是我国传统医学的组成部分，不仅为人民健康事业做出了巨大贡献，而且对弘扬民族文化、推动人类医学的发展起了积极的作用。随着人们物质生活、精神生活水平的普遍提高，人们的医疗保健意识日益增强，"预防为主、全民健身"已成为普遍共识和自觉行为。寻求无损伤、无副作用的祛病健身、延年益寿的方法，已是当今国内外人们的共同心愿。我国的传统医学，尤其是按摩医术，越来越受到世界各国人民的认可和重视。目前，在我国乃至世界，医疗保健按摩市场广阔、前景远大，正面临着新的发展机遇。为适应国内外对按摩的需求，满足广大中医按摩培训机构和爱好者，实现其为人类健康服务的愿望，由成为品教授和北京市成人按摩职业技能培训学校校长张海燕组织相关专家，参照国家保健按摩师职业标准，编写了《医疗保健康复行业实用系列教材》，旨在供全国各地中医按摩职业培训和按摩爱好者使用。

本套教材包括11门专业课程教材，分别是《按摩学基础》《实用正常人体学》《中医学基础》《经络腧穴学》《实用康复理疗学》《中医按摩学》《妇儿科按摩学》《脏腑经络按摩学》《反射疗法学》《芳香疗法学》《推拿治疗学》。其中，《按摩学基础》是中医按摩专业基础课程，是按摩专业的必修课；《实用正常人体学》主要讲述正常人体结构和生理功能知识；《中医学基础》主要讲述中医基础理论和常用诊法；《经络腧穴学》主要讲述十四经脉和常用腧穴知识；《实用康复理疗学》以康复、保健专业技术人员为对象，主要讲述传统康复理疗技术和现代康复理疗技术；《中医按摩学》主要讲述各级别的按摩技能和专家临床特色疗法；《妇儿科按摩学》主要讲述妇女和幼儿的生理病理特点、常用按摩手法和穴位，以及妇女和幼儿常见病按摩治疗方法；《脏腑经络按摩学》主要讲述脏腑概论、经络概论、腹诊、腹部按摩手法以及脏腑按摩治疗常见病；《反射疗法学》主要讲述手部、足部诊断，耳部反射按摩疗法；《芳香疗法学》主要讲述芳香SPA概论、精油的基本知识、精油按摩操作方法以及芳香疗法的应用；《推拿治疗学》主要讲述临床常见疾病的检查诊断方法以及治疗手法。

  本套教材在保证内容科学性、系统性的前提下，注重了内容的广度、深度和实用，更着重于按摩临床实践的需要，在中医基础理论中加入诊法，改名为《中医学基础》。同时，还将保健按摩师初级、中级、高级、技师、高级技师五个级别调整为初级技师、高级技师、技师三个级别，并编入专家临床特色疗法，命名为《中医按摩学》，既体现按摩的传统特色，又结合按摩的现代原理和研究成果，还增写了多位专家、教授的临床经验，使教材通俗易懂，深浅适当，既适合教学，又适合按摩爱好者自学。

  本套教材在编写过程中得到中国中医研究院望京医院、北京联合大学特教学院、北京新中一教育集团领导的大力支持，在此表示衷心感谢。

  教材是培养专业人才和传授知识的重要工具，教材质量的高低直接影响到人才的培养。由于本套教材有些科目是首次编写，难免存在不足之处，衷心希望各位按摩教学人员和广大读者在使用中斧正，并提出宝贵意见，以便今后进一步修订、完善教材，使之成为更具科学性、实用性的医疗保健康复行业系列教材。

北京成人按摩职业技能培训学校编纂委员会

2017年6月8日

编写说明

翻开五千多年光辉灿烂的中华民族文明史，中国传统医学耀眼夺目，其中推拿一术，堪称其中佼佼者。远在尧舜之时，便成雏形，至殷商时期，已为常用医疾之术，到了春秋战国，则自成体系，有了能与《黄帝内经》相提并论的《黄帝岐伯按摩十卷》。在中医学的百花园中，推拿可谓是最先绽放的奇葩，且独领风骚上千年。

推拿是一种治疗范围较广泛的物理疗法，属于中医的外治疗法之一，它不仅对骨伤科、内科、外科、妇科、儿科和五官科等科的许多疾病有较好的治疗效果，而且具有预防保健、强身健体、延年益寿的作用，深受人们的喜爱。同时，它还避免了服药之不便、针刺之痛苦，无毒副作用，疗效显著，对有些病手到病除，故更为人们所接受。在临床上为了杜绝意外事故的发生，严格地掌握推拿的治疗范围、禁忌、注意事项、体位和介质等仍是十分重要的。

为进一步传承、发扬中医推拿技术，作者根据目前社会上对推拿按摩治疗的需求，结合二十多年来的教学、研究成果和临床医疗经验编著了本书。全书共分七章，涉及推拿的基本概念、推拿常见意外的原因分析和预防措施、推拿的作用原理、合理规范推拿的必备条件、颈肩腰腿部疾患运动拉筋手法、内科和妇科疾病、皮科和外科疾病等七大类内容。

在编写中，作者本着以实用性为主，科学性、知识性和实用性相结合的原则，尽量做到理论上通俗易懂、技能操作上简便易行，以供医疗、保健按摩教学机构和推拿按摩爱好者使用。在编写过程中，作者得到了庄丽娜老师的大力支持，在此表示感谢！读者在使用中对不妥部分请给予宝贵的意见和斧正，以便使中医推拿这枝奇葩更加灿烂夺目。

编者
2018年5月

目 录

第一章 推拿的基本概念 ·· 1
 第一节 推拿的相关知识 ··· 1
 第二节 中医推拿与国外几种常见按摩方法的区别 ········· 4
 第三节 推拿的适应证及注意事项 ···························· 6
 第四节 推拿介质 ··· 9

第二章 推拿常见意外的原因分析和预防措施 ················ 11
 第一节 推拿导致颈部意外的原因及预防措施 ············ 11
 第二节 推拿导致腰及下肢意外的原因及预防措施 ······ 18
 第三节 推拿导致肩部意外的原因及预防措施 ············ 23

第三章 推拿的作用原理 ·· 27
 第一节 推拿治疗疾病的基本原理 ··························· 28
 第二节 推拿治疗筋伤的基本原理 ··························· 29
 第三节 推拿调整气血的方式 ································· 35
 第四节 推拿调节内脏功能的原理 ··························· 36

第四章 合理规范推拿的必备条件 ······························· 41
 第一节 规范推拿的必备条件 ································· 41
 第二节 推拿治疗中骨正与筋柔关系的处理 ··············· 54

第五章 颈肩腰腿部疾患运动拉筋手法 ························· 58
 第一节 颈肩背部疾患运动拉筋手法 ························ 58
 第二节 腰腿部疾患运动拉筋手法 ··························· 70

第六章　内科和妇科疾病 ······ 82
第一节　感　冒 ······ 82
第二节　头　痛 ······ 87
第三节　眩　晕 ······ 93
第四节　失　眠 ······ 98
第五节　高血压病 ······ 102
第六节　冠心病 ······ 111
第七节　糖尿病 ······ 119
第八节　神经衰弱 ······ 126
第九节　亚健康——慢性疲劳综合征 ······ 129
第十节　胃脘痛 ······ 136
第十一节　泄泻（慢性腹泻） ······ 140
第十二节　便　秘 ······ 143
第十三节　遗　精 ······ 148
第十四节　阳　痿 ······ 153
第十五节　面　瘫 ······ 159
第十六节　中风后遗症 ······ 162
第十七节　痛　经 ······ 166
第十八节　绝经前后诸症 ······ 171

第七章　皮科和外科疾病 ······ 176
第一节　痤　疮 ······ 176
第二节　黄褐斑 ······ 180
第三节　斑　秃 ······ 183
第四节　手术后肠粘连 ······ 186

第一章 推拿的基本概念

第一节 推拿的相关知识

一、定义

推拿古称按摩、按跷、案杌，是以中医学和现代科学理论为指导，阐述和研究运用手法防治疾病的方法、规律和原理的一门医学学科。推拿是人类在长期与疾病作斗争的过程中逐步认识、总结、发展出的一种最古老的医疗方法。就是说，推拿是在中医理论指导下，用手或肢体的其他部位，按各种特定的技巧动作和规范化的动作，以力的形式在体表进行操作，用来治疗、预防疾病的方法。

二、起源

（一）远古时期——推拿的起源

推拿是中医的重要组成部分，也是最原始的治疗保健方法，源于人类最初的本能动作，如摩擦取暖、抚按伤痛、母婴间的抚按等肌肤接触及人体间相互触摸给人带来的身心快感及安慰等。

（二）先秦时期——早期的推拿医疗活动

从我国最早的文字甲骨卜辞中，已有按摩治病、按摩医师的记载。

（三）秦汉时期——推拿医学体系的形成

推拿作为一门学科，已形成独立的理论与治疗体系。其标志为《黄帝内经》与《黄帝岐伯按摩十卷》（据《汉书·艺文志》载）。

（四）魏晋隋唐时期——推拿医学蓬勃发展

晋唐时期，尤以唐代为推拿学发展的鼎盛时期，由官方太医院设立了推拿专科开展了有组织的推拿临床和教学工作，并设立了考核制度。葛洪《肘后方》记载的用以急救的指针法、捏脊疗法和治疗肠扭转的颠簸疗法，仍为后世广泛应用。

（五）宋金元时期——推拿理论的全面总结

宋金元时期《太平圣惠方》系统总结了膏摩疗法，突出专病专方，在膏摩的位置上也有很大的创见和突破。此期对推拿理论进行了全面总结，突出了推拿的养生保健作用，并着重注意对推拿手法的分析和理论总结，强调按摩手法的辨证应用，并提出把按摩与导引明确区别开来，指出按摩不能盲目地与导引合用的观点，是按摩认识上的一个重要突破，对后世关于推拿的研究产生了重大影响。

（六）明清时期——小儿推拿全面发展，正骨推拿全面总结

明清时期小儿推拿得到了空前的发展，附于《针灸大成》卷末的《保婴神术按摩经》首次提出了"掐、揉、按、摩、推、运、搓、摇"小儿推拿八法及30多种复式手法，手法重补泻，临床重惊风。明清时期，小儿推拿全面发展，正骨推拿也有很大发展。吴谦《医宗金鉴》"按、摩、推、拿、摸、接、端、提"把按摩列为伤科八法，从诊断、辨证、治疗方面做了较系统的总结。

（七）民国时期——推拿学术流派的形成

民国时期是推拿的低潮时期，但萌生于清代的各种推拿流派在民间广泛流传，并涌现出大批推拿名家。

（八）中华人民共和国成立后——推拿医学全面发展的新时期

中华人民共和国成立后，推拿在临床实践，古籍文献整理、实验研究方面都有很大发展。中医院校开展了正规的推拿教学，成立了针推系，设推拿专业。医院设立了推拿科。创出了许多推拿新疗法，如耳穴推拿、足穴推拿、推拿麻醉及美容保健推拿等。

三、推拿与按摩的区别

推拿又称按跷、案扤、按摩等，属于中医外治法的范畴。我国现存最早的医学经典著作《黄帝内经》中即有"形数惊恐，经络不通，病生于不仁，治之从以按摩醪药"的记述。"推拿"这一名称最早见于明代张介宾的《类经》、明代龚云林的《小儿推拿方脉活婴秘旨全书》、明代周于蕃的《小儿推拿秘诀》等书，而后才有"推拿"之称。但"按摩"至今我们仍在使用。

一般来说，按摩与推拿在手法和作用机理上没有多大区别，只是人为的从职业角度来分，按摩属保健、康复、养生范畴，推拿属医疗范畴。如《国家人事部、卫生部、国家中医药管理局、中国残疾人联合会联合颁发的"关于盲人医疗按摩人员评聘专业技术职务有关问题"的通知》第五条规定："获得国家承认的正规院校颁发的中等以上医学按摩专业证书的盲人，经卫生行政部门审核批准后，方可从事医疗按摩工作。"从此，我国正式将按摩分为保健按摩和医疗按摩（推拿）两种性质的职业。保健按摩职业已纳入中华人民共和国职业分类大典，归属劳动和工商部门管理；取得针灸、推拿专业的大学专科以上学历的，可在医疗机构中从事推拿按摩工作，归属卫生行政部门和《中华人民共和国执业医师法》管辖。

目前，我国的推拿与按摩名称既带有不同时期的历史特色，又承担着不同性质的职业使命。无论是教学培训，还是就业场所，无论是培训目标，还是服务对象，都有所不同。全国各地的中医药院校均设有针灸推拿系，学制三至五年，大多数中西医医疗机构都设有推拿科室，服务对象是患者。按摩属中短期培训，全国各地的职业技能培训机构每年都会培养大量的保健按摩人才，目前约有五百万经过正规培训的不同等级的保健按摩师，在国内外提供养生保健服务。推拿与按摩虽然性质不同，但都是祖国医学的重要组成部分，无论是过去、现在，还是将来都在积极地为人类健康保驾护航。

四、中医推拿的特色及优势

推拿是一种治疗范围较广的物理疗法，属于中医的外治疗法之一，它不仅对骨伤科、内科、外科、妇科、儿科和五官科等各科的许多疾病有较好的治疗效果，而且更具有保健强身、预防疾病、祛病延年的作用，深受人们的喜爱。同时，它还无服药之不便、针刺之痛苦，安全效好，故易为患者所接受，而且如果方法得当，长期推拿治疗没有副作用。尽管如此，在临床上为了杜绝意外事故的发生，严格地掌握推拿的治疗范围、禁忌、注意事项、体位和介质等仍是十分重要的。

第二节　中医推拿与国外几种常见按摩方法的区别

一、中医推拿

中医推拿是在中医理论指导下，用手或肢体的其他部位，在人体体表某些部位或穴位施以一定力量的、有目的、有规律的各种手法操作活动，用来治疗、预防疾病的方法，属中医外治，是一种医疗行为，手法操作规范，手法种类较多，适用于不同疾病的治疗，其范围涵盖了医疗推拿、保健推拿、康复推拿、美容与健美推拿等方面。

二、西洋按摩术

西洋按摩术的概念及应用远较我国传统医学的推拿疗法狭窄，它不是医疗行为，而是按摩师在人的皮肤上对皮肤、皮下组织、肌肉、肌腱等软组织进行手法操作，用以消除疲劳、解除肌肉疼痛的一种方法。一般很少用于脊柱和四肢的骨与关节损伤的治疗。

三、泰式按摩

泰式按摩是泰国一种传统的保健方法，也不是医疗按摩，主要有保健和娱乐两种形式。泰式按摩是古代泰国国王招待皇家贵宾的最高礼节，早已脱离了医学理论。它采用细腻的指压手法，着重对人体的四肢和大量肌群进行重复拉、押、推、捏，使手掌心的力量均匀渗透到肌肉深处，达到疏通经络、调和气血的作用。尤其是在指压后，通过对颈部、腰部、四肢关节的旋转，以及面部美容按摩，可令人感觉轻松愉悦，神态焕然一新。在泰国，很多人都喜欢按摩，不仅是因为按摩能够消除疲劳，而且还对肌肉损伤、痛风、风湿有一定的治疗作用。特点在于按摩时的扳动与拉扯肢体的动作，使全身骨头"嘎嘎"作响，属于较"危险"的一种按摩疗法。要是按摩师功夫不到家，很可能会将顾客的骨骼过度拉扯或扳弄而伤及筋脉。现今在泰国流行的按摩场所主要分三类：第一类是正宗的泰式古方按摩，包括头部、全身和足部；第二类是专门为男性服务的洗浴和按摩服务，带有色情成分；第三类是专门从事男性对男性按摩的、带有同性恋性质的服务。

四、整脊疗法

整脊疗法，在英文里称作 Chiropractic，亦称"整脊医学"。在 19 世纪末，加拿大的帕玛（Daniel David Palmer）移居美国，在爱德华开设诊所，发现一个早期失聪的病人脊椎出现了异位，经过他用手将其推拿回正常位置后，患者居然恢复听力，因此他推想脱节的脊椎压迫到神经，会干扰到正常肌肉、呼吸、循环、消化以及抵抗力，若然将脊椎体的移位，用手法将其推回原位，使脊椎回复良好的曲线后，病症即能解除，这就诞生了"整脊疗法"。1897年帕玛创设整脊疗法学会，并传授理论及发展治疗的手法，自此整脊疗法开始推广延伸。

整脊医学认为椎体和椎间盘的错位能压迫或刺激脊椎神经或神经根，从而阻碍了此神经能量由脑部送到身体各部的流向，所以才导致了细胞、软组织和器官的病变或反射痛。整脊是运用各种不同的手法对脊椎的骨、关节、椎间盘以及脊椎周围相关的软组织和损伤或退行性改变进行调整，以恢复脊柱与内在的生物力学平衡关系，解除脊柱周围软组织急慢性损伤的病理改变，达到镇痛和治疗的效果。自认为是最彻底、最有效、最温和的治病、镇痛的一门医学。其治疗要由整脊医师来完成。

五、日本的指压疗法

20 世纪 60 年代开始在日本盛行的按摩技术，脱胎于中医推拿的点穴疗法。主要是用手指在穴位上施加压力来促进体内血液的循环，从而减轻身体的痛楚。近年来，日本指压也同时结合搓、捏和拍打等按摩手法来舒缓指压对身体某些部位所可能造成的不适。

六、印度草药按摩

按摩时需脱光身上的衣服，然后用药油或草药在全身涂抹按摩。按摩师在按摩时会通过掌心或者药草包囊所发出的热力让药油渗透进肌肤和血液系统，达到排毒作用。缺点是按摩时使用的药油气味很重。此外，按摩后也不能立刻冲凉，需休息两个小时后才能洗去身上的药油。

第三节 推拿的适应证及注意事项

一、推拿治疗的适应证

1. 伤科疾病：各种急慢性脊柱和四肢关节等部位的闭合性软组织损伤等。如各种扭挫伤、关节脱位、肌肉劳损、胸胁岔气、椎间盘突出症、颈椎病、风湿性关节炎、肩周炎、骨折后遗症等。
2. 部分内科疾病：头痛、失眠、胃脘痛、胃下垂、感冒、咳嗽、哮喘、胆绞痛、高血压、心绞痛、糖尿病、便秘、偏瘫、痹证等。
3. 部分外科疾病：手术后肠粘连、乳痈、褥疮等。
4. 部分妇科疾病：月经不调、痛经、经前期紧张症、更年期综合征、盆腔炎等。
5. 儿科疾病：感冒、发热、咳嗽、哮喘、腹痛、泄泻、呕吐、便秘、遗尿、消化不良、斜颈、脑瘫等。
6. 部分五官科疾病：咽炎、青少年近视、斜视等。

二、推拿治疗的禁忌证

1. 开放性的软组织损伤。

2. 某些感染性的运动器官病症，如骨结核、丹毒、骨髓炎、化脓性关节炎等。

3. 某些急性传染病，如肝炎、肺结核等。

4. 各种出血病，如便血、尿血、外伤性出血等。

5. 皮肤病变的局部，如烫伤与溃疡性皮炎的局部。

6. 肿瘤、骨折早期、截瘫初期。

7. 孕妇的腰骶部、臀部、腹部。

8. 女性的经期不宜用或慎用推拿。

9. 年老体弱、久病体虚、过度疲劳、过饥过饱、醉酒之后、严重心脏病及病情危重者禁用或慎用推拿。

三、推拿治疗的注意事项

1. 患者在接受推拿治疗时，精神勿紧张，无论采取何种体位，均应全身放松。

2. 除少数手法直接在皮肤上操作外，治疗时应用治疗巾覆盖患部。

3. 施治前医生要做出明确的诊断，制定治则，选择适当的手法和施治部位。治疗前患者应先排空大小便，否则治疗时不仅有不适感，而且也会因气上提，不能出现"得气"（所谓"得气"，是指手法刺激压痛点、腧穴或阳性反应物后，通过一定的手法力的技巧变化，使治疗部位产生的经气感应）的感觉，影响疗效。

4. 医生在施术时，应凝神调息，使心、意、气、力集中于手、掌、指等操作部位。治疗过程中要操作认真，态度严肃，不能边操作边嬉笑聊天。随时注意患者对手法治疗的反应，若有不适，及时调整，防止发生意外事故。医患配合，方能取效。

5. 医生经常修剪指甲，手上不要带饰品，以免损伤患者的皮肤。

6. 一般病症每日治疗一次，反应重者隔日一次；发病时间短，病情较轻者，10天为一疗程；病久慢性者，1～2个月为一疗程。有些病人治疗到一定程度进展缓慢，可以停止一段时间，然后再进行治疗。

四、推拿体位的选择

临床治疗中,不论患者与医生均须采取最佳的体位,以利于手法操作。选择体位时,应以患者感到舒适、安全,被治疗的肢体又尽可能得到放松,而医生又便于手法操作为原则。

(一) 患者的体位

1. 仰卧位

患者仰卧,上肢自然置于身体两旁,双下肢自然伸直。或根据操作需要令患者一侧上肢或下肢外展、内收、高举、屈曲、外旋等。凡面、胸、腹、腿、足等处接受推拿治疗时,患者可采取仰卧位。

2. 俯卧位

患者背部朝上,两下肢伸直,两上肢自然放于身体两侧或屈肘置于头部两侧。或根据需要令患者一侧上肢或下肢后伸、外展、屈曲等。凡背、腰、臀、腿、足等处接受推拿治疗时,患者可采取俯卧位。

3. 侧卧位

患者向左或向右侧卧,双下肢自然屈曲或一屈一伸,近床面的下肢屈曲,远床面的下肢伸直。在上面的上肢自然伸直,置于身体上;靠床面的上肢前屈,置于床面。

4. 端坐位

患者端正坐于方凳之上,双脚分开与肩同宽,大腿与地面平行,双上肢自然下垂,双手放于两膝上。凡头、颈、项、手、臂、背等处接受推拿治疗时,患者可采取端坐位。

5. 俯坐位

端坐后上身前倾,两肘置于膝上。可在背部运用拍、擦等法。

(二) 医生的体位

1. 端坐位

对患者进行胸腹部、头面部、颈项部的操作,或小儿推拿时,医生常采取端坐位。

2. 站立位

对患者进行腰骶、胸背、四肢及颈项头面部的操作，都可以采取站立位操作。

第四节　推拿介质

一、定义

推拿介质就是在手法操作之前，先涂搽在治疗局部的一种药物制剂。介质在古代被称为"摩膏"或"膏摩"，早在汉代就已在临床中运用，后为历代医家不断发展完善，到了隋唐以后被广泛运用于疾病的预防和治疗，出现了名目繁多的膏摩方，一直沿用至今。尤其是小儿推拿运用最多。

二、作用

1. 介质在手法作用下，能充分渗透于肌肤中，有效发挥与利用药物的作用，提高治疗效果。

2. 由于介质的润滑作用，便于按摩手法操作，使其更加灵活自如，从而增强手法作用。

3. 由于介质的润滑作用，可以保护患者皮肤，防止手法造成皮肤破损。

三、常见种类

推拿介质有以下几种。

1. 膏剂

将药物煎煮去渣后浓缩，在其中加入适量的赋形剂（如凡士林、桐油等），调剂成膏剂，此即为古人的"摩膏"。膏剂的作用各不相同，主要是由于药物组成的功效不同而产生不同的治疗作用。

2. 药水

药水是含有各种药物成分的水剂，如葱、姜、薄荷水。一般是鲜的单味药物捣碎取鲜汁，或75%酒精的浸泡3～5天制成，具有发散解表作用。一般冬季多用葱、姜水，夏季多用薄荷水。

3. 药酒

药酒一般用75%的酒精或者白酒浸泡药物一周以上而成。药物组成不同，功效也不相同，如各种伤筋药水、舒筋活络药水、正骨药水等。

4. 清水

清水有清凉退热作用，常用于小儿推拿。

5. 粉剂

常见的粉剂如滑石粉、松花粉等，一般在夏季使用，有吸汗作用和润滑作用，便于手法操作，并防止皮肤损伤。

6. 油剂

用麻油或将药物在油中煎熬去渣浓缩调制而成，即浸入各种药物的油剂。少许麻油可增强透热效果。与膏剂一样，油剂的药物成分不同而作用各不相同。芳香精油是从天然植物中撮的植物精华，目前市场能买到200多种精油，不同精油对人体有不同功效，用芳香精油作为推拿介质，可使疗效倍增。

7. 其他

其他的推拿介质还有按摩乳剂、气雾剂等。

第二章 推拿常见意外的原因分析和预防措施

虽然推拿疗法治疗疾病比较安全,但是如果医生操作不当,疏忽大意,或医生对手法的适应证、禁忌证掌握不准确,在临床上有时也会出现一些不应有的异常情况。这些情况临床医生必须要熟知。《中华人民共和国执业医师法》以及新的《医疗事故处理条例》的颁布,对应用手法治病的安全性提出了更高要求,故当积极预防意外的发生。

下面结合临床,并对照有关文献对颈腰肩部推拿常见意外加以总结分析,为推拿临床提高疗效和安全性,减少失误,提供理论依据。

第一节 推拿导致颈部意外的原因及预防措施

一、主要意外及原因分析

(一) 颈椎骨折

颈部推拿后疼痛加重,X 线检查出现骨折。发生原因:

一是颈部手法失当,旋转暴力致伤。如有报道,手法强力猛然旋转颈椎治疗颈椎病致第 5 颈椎椎弓根骨折及枢椎齿状突骨折,手法强力斜扳治疗落枕造成寰枢椎脱位并第 4 颈椎右侧横突骨折。

二是侧屈暴力致伤。如有报道,侧屈推拿致第 3 颈椎钩突骨折并第 3 椎体前半脱位 1 例,并指出当颈椎受到侧屈的暴力作用时,一侧钩突关节受到张应力分离,另一侧受到压应力而产生钩突骨折。

(二) 寰枢关节脱位

头颈推拿后出现突发性斜颈,头颈旋转受限和头颈僵直状、颈枕部压痛,立即行颈椎正侧位、张口位摄片，必要时加过伸过屈位，有条件者行CT扫描或核磁共振检查，本病可并发神经血管的压迫刺激症状。发生原因：

一是颈部推拿失误造成，上呼吸道感染为主要诱因。有报道3例病人患病前均有上呼吸道感染症状。因炎症可以波及齿突后方的横韧带和翼状韧带，使之充血、水肿甚至松弛，此时如做较大幅度的颈部旋转或急剧前屈手法，可导致寰椎横韧带撕裂，寰枢关节脱位。事实上，人在感冒发烧时，由于微生物毒素的作用，周身肌肉酸痛无力，脊柱扳法均不适宜。

二是先天发育异常。如齿突发育不良、缺如或齿突不连接，寰椎枕骨先天性融合以及横韧带与翼状韧带发育缺陷等，盲目行颈部手法操作而致伤。

三是儿童因韧带松弛，颈部活动范围较大，手法失当致伤。

四是手法过度旋转。从解剖学上看，C1和C2关节突的关节近水平面，活动度大，易于损伤和失稳，如寰枢关节过度旋转，可损伤翼状韧带，而致脱位。

五是青少年颈胸椎侧弯可导致寰枢关节紊乱，手法失当亦可致伤。

以上五个方面的原因可在一个病人身上同时出现，潜在的危险性更大。

（三）颈脊髓损伤

颈部推拿后出现颈脊髓压迫症状，四肢麻木无力、足似踩棉感、小便失禁等。发生原因：

一是术前诊断不清，忽视推拿禁忌证的存在。如患者有发育性颈椎管狭窄（测量C3～C7的椎管矢状径和椎体矢状径，并求其比值，比值小于0.75），或退变性狭窄，不恰当地进行推拿治疗，使某些节段间产生较大位移，椎管明显变形，矢状径缩小，挤压脊髓及其血管引起损伤。脊髓型颈椎病及椎管内占位病变，临床表现及X线片有时酷似颈型或神经根型颈椎病，难以鉴别。有报道3例推拿致颈髓损伤者，分别为神经鞘瘤、颈椎间盘突出和转移癌，均为典型颈型或神经根型颈椎病表现，而无脊髓压迫症状，但病变处椎管狭窄，脊髓受压移位、变形，在椎管内已无活动余地，手法不当或轻微外力即可发生严重脊髓损伤。

二是非医生诊疗，未经诊断，盲目施法。非医生不掌握颈椎正常生理活动范围，盲目施法，强力超限斜扳，导致严重后果。有报道1例，因落枕请本单位工人施行强力斜扳手法致高位截瘫。

（四）脑卒中

推拿后患者出现脑血栓形成，导致半身不遂。推拿后脑卒中的发生具有不可预测性，但通过研究此类意外的发生，至少给了我们一个线索和思路，指导我们临床不断去发现线索和寻找规律。发生原因可能有以下几方面：

一是推拿前忽视患者既往的脑血管病史。因手法刺激可能导致血管内栓子脱落再次栓塞，导致偏瘫。

二是手法暴力旋转头颈，损伤椎动脉。从解剖学上看，椎动脉第三段（枕部）经C2横突孔进入颅腔有3～4段弯曲，当猛力过度旋转头颈时，椎动脉受到牵拉和挤压而致痉挛，血流减少，血液淤滞，导致血栓形成。

（五）颈部动脉剥离

颈部动脉剥离是指推拿造成的颅外段椎动脉的撕裂伤，出现剧烈头、项痛和后头部循环缺血。可在推拿治疗期间或推拿后立即发生，症状的严重程度与颈项部推拿的力度间无紧密联系。发生原因为，推拿手法操作时的旋转性颈项外力损伤了颅外椎动脉。椎动脉C1、C2段离开颈椎横突孔时，突然改变方向，进入颅内，此部位最易受机械损伤，颈项外伤使颈椎横突孔压迫椎动脉，致其部分或完全撕裂，血液进入内膜、中层，甚至外膜、血管壁外，形成假性动脉瘤，血肿压迫致椎动脉管腔狭窄，同时在损伤处有血栓栓塞，此种并发症可致重残或死亡。

（六）休克

推拿过程中患者发生急性微循环功能障碍，导致组织器官血液灌流不足，突然头晕、恶心、面色苍白、四肢发凉、出冷汗、血压下降、呼吸深而快，甚至惊厥和昏倒等。发生原因：

一是患者自身因素。病人过于紧张、体质虚弱、过度疲劳、空腹、过饱等，加之推拿手法刺激过重或操作时间过长造成，导致血管收缩，脑缺血缺氧或低血糖性休克。

二是颈部扳法失当。颈部扳法可产生一种剪力使颈椎椎间关节微动，造成两侧椎动脉受压，影响脑部血供，当患者有年纪过大、体质虚弱、对扳法过于恐惧等因素综合作用时更易发生。

三是忽视解剖因素，过分强调对穴位的刺激，手法不当刺激了某些血管和神经，导致晕厥。如推拿肩中俞、天宗、扶突、桥弓、天鼎等穴，可能在推拿过程中或结束时用较重手法刺激后，逐渐或突然发生。这些穴位均是颈肩病症推拿的常用穴位，较为敏感。解剖上，肩中俞穴区浅层有第8颈神经后支的皮支及其伴行的动、静脉分布，深层有副神经、肩胛背神经和颈横动脉的分支分布；天宗穴区浅层有第4、第5胸神经后支的皮支重叠分布，深层有肩胛上神经的分支和肩胛动脉网分布；扶突穴深层有颈横神经，枕小神经、副神经分布，内侧有颈动脉；天鼎穴浅层有颈横神经分布，深层有臂丛神经经过，并有颈升动脉分布；桥弓穴是在颈动脉窦的部位，是重要的体表—内脏反射点，起调节血压的作用。

（七）四肢水肿

有报道1例，患者因颈椎病，颈椎生理曲度变直，行推拿治疗，第三次颈肩推拿后加仰卧位颈后置15厘米左右的垫过伸矫形，次日出现双肘双膝以下1～2度可凹性水肿，伴眩晕、恶心、无力，血压、尿量无变化，推拿后停止加垫过伸矫形，水肿逐渐消退，恢复颈后加垫治疗，翌日再次出现水肿，停止治疗，水肿再次消退。发生原因可能为外力刺激颈后容量感受器后，促使下丘脑视上核垂体后叶抗利尿激素的不良分泌，导致水钠潴留而致。

二、预防措施

综上所述，颈部推拿引起意外主要原因有：①对疾病的诊断不准确，以致对手法的适应证、禁忌证掌握不恰当；②手法不规范，操作失当，或手法选择不适当；③穴位选择不当；④患者自身因素；⑤非医生治病。因此，应做好以下预防措施。

（一）诊断要明确，严格掌握颈部推拿适应证和禁忌证

1. 重视影像学检查

手法治疗前常规摄颈椎过伸过屈、正侧位片，以及CT或MRI检查，了解椎管管径大小、椎间关节稳定情况，除外脊髓压迫性病变，做出正确诊断，选择最有效的治疗方法。如有节段不稳、发育性颈椎管狭窄、寰枢椎先天性发育不良、

严重畸形、脊柱强直、严重骨质增生、椎体间有骨桥形成者，或颈椎前、后纵韧带骨化等颈椎骨关节结构柔韧性和刚度明显减弱的患者，应慎用推拿治疗，尤其禁用旋转斜扳手法。对肿瘤等椎管内占位性病变或脊髓型颈椎病导致明显脊髓损害出现四肢感觉运动障碍者，禁忌推拿治疗。

2. 仔细询问病史，发现危险因素

对有脑血栓病史者，慎用或不用旋转扳法，防止推拿后出现脑卒中。有报道，推拿后脑卒中可能的危险因素包括偏头痛、高血压、糖尿病、口服避孕药、颈椎关节强硬、服用可卡因和安非他明、新近头颈部创伤等。颈部病变手法施术前一定要排除上呼吸道感染，防止手法后出现寰枢椎脱位。

3. 注重神经系统体格检查

如有脊髓受压的症状、体征（肌张力升高，肱二、三头肌腱反射及膝反射亢进，髌阵挛、踝阵挛、霍夫曼氏征、巴彬斯基征等病理反射阳性）明显者，应禁用手法治疗。推拿医生要注重神经学的训练以便正确掌握推拿适应证，如枕部畸形、脊髓空洞症及某些运动神经元疾病，同时伴有颈椎骨质增生时，易与颈椎病混淆造成误诊误治，注意检查，以资鉴别。

（二）规范颈部手法操作

1. 正确使用旋转复位和侧屈手法

（1）颈部旋转及侧屈手法要柔和，应遵循"稳、准、巧"的原则，幅度不宜过大，一般旋转应小于60°～80°，侧屈应小于45°，切忌暴力猛烈急骤的旋转头颈和一味追求"咔嗒"弹响声来决定手法治疗的成功与否。对儿童、久病体虚、年老体弱的患者，更应慎用，应在诊断明确后施法，以防骨折、脱位、脑卒中、血管损伤、休克等意外情况发生。

（2）病理性棘突偏歪，是诊断某椎骨发生解剖位移的病理性骨性标志，也是医生做旋转复位手法的可靠依据的骨性标志。

（3）颈部旋转手法，多在牵引下进行，颈椎在中立位或轻度前屈位牵引，颈椎间连接关系改变较小，稳定程度高，较为稳妥，而在前屈位和后伸位牵引时，椎间连接不稳定，施行旋扳手法，容易出现失误，特别是后伸位牵引时寰椎后弓前移，易压迫脊髓和寰枢椎半脱位，因此后伸位牵拉旋扳危险最大。

2. 避免使用过伸颈部手法

当颈向各方向运动时，颈椎管前后径、容积、压力均发生变化，特别是当颈椎过度或剧烈后伸时，黄韧带受椎板挤压折叠内凸及相应颈椎间盘受椎体挤压后突，两者同时作用使相应椎管前后径明显减小，易损伤颈髓。如颈后加垫过伸矫形，还可能刺激颈后容量感受器，出现四肢水肿。所以，颈椎推拿慎用强力或长时间的过伸手法。

3. 重视理筋手法的使用

被动活动颈椎手法要在操作前先用理筋手法放松软组织，以避免突然的动作造成颈部僵硬的软组织抵抗而引起骨折、脱位或其他损伤。

4. 针对不同病症辨证使用手法

如对眩晕患者行颈部手法时，不宜大幅度的旋转及做过快的旋转动作。对头晕较重者，应缓缓用力向上拔伸，慎用旋转复位扳法，以免造成因旋转而使受压的椎动脉扭曲产生闭塞，急性缺血出现猝倒。对轻型脊髓型颈椎病尚无下肢症状或霍夫曼氏征阳性患者，如需手法，应仅做理筋手法，不做整骨手法，尤其禁忌旋转或过伸过屈动作，因为颈部过伸时，脊髓变粗，脊髓前面易受椎体后缘增生骨赘和突出椎间盘的刺激和压迫，其后方受到增生黄韧带皱褶对脊髓刺激和压迫，形成脊髓前后受压状态，而颈椎过屈时，脊髓变扁变细，易受到椎体后缘增生骨赘以及突出椎间盘的刺激和压迫。

5. 注意手法力度

异常高应力环境是导致椎间盘退变的重要因素，损伤颈椎椎间盘在手法中所承受的应变变化幅度与载荷也远远大于正常颈椎，力学上异常受载是椎间盘退变的重要原因。因此，临床上要恰当地掌握手法的力度，避免粗暴、剧烈，或长期反复手法。

除上述规范颈部手法外，儿童寰枢椎半脱位早期可以理筋干预，不宜过早使用运动关节类手法。临床发现很多儿童患者的寰枢椎半脱位，静养一段时间后，症状消失，自行复位，可见儿童自行筋柔骨正的能力很强，所以儿童寰枢椎半脱位早期可以理筋干预，不宜过早使用运动关节类手法。切记理筋促正骨，骨正则筋柔。

（三）注意解剖因素，恰当的选择治疗穴位

推拿治疗时，应十分熟悉施术部位的生理解剖，给予适当的手法力度，尤其在大血管和神经通过的部位，手法不宜过重。如颈部肌肉薄弱，保护力弱，加之血管神经表浅，易受损伤，在捏拿桥弓、天鼎穴时应注意要领。当各种原因引起血压升高时，患者的桥弓穴处有胀硬的感觉，用拇指推桥弓穴，可使血压下降，但必须注意推拿时只能单程向下，且需单侧交替进行，不能两侧同时进行。按压天鼎穴处发生晕厥，是由于两侧颈动脉受压，大脑暂时性缺血而致，故颈部按摩时，切忌重手法同时提拿、按压两侧天鼎穴。

（四）注意患者自身不良状况

当患者紧张时，做好沟通，消除其对推拿的恐惧感，对体质虚弱、空腹和初次接受推拿的患者，手法不宜过重，时间不宜过长，患者适应后，逐渐加重刺激量，并注意使诊室内保持空气流通、舒适的温度和安静。剧烈运动后或过度劳累后的患者不予重手法治疗，需要使用重手法刺激时，必须在患者能够忍受的范围内，且排除其他器质性疾病，防止晕厥发生。手法操作时医者注意力要集中，随时观察患者的反应，多询问患者的感受，若出现不良反应时，应立即停止推拿，及时处理。

（五）嘱患者恰当地选择功能锻炼

颈椎病患者选择功能锻炼方法时，对于颈椎体后骨刺较大，特别是后骨刺尖到同侧椎板最近点的距离在10毫米或10毫米以下，有颈节段不稳，过度屈伸活动颈部的功能锻炼动作应慎做或禁做，以免刺激颈髓，诱发颈髓损伤。

（六）普及健康知识，减少盲目就医，杜绝非医生治病

少数患者，缺乏健康知识，盲目找非医生推拿，而这些非医生推拿者只要颈肩背痛不管什么病因，粗略诊断或不诊断就做推拿治疗，安全隐患极大。因此，对患者的健康宣教极为重要，可有效地提高患者对正规治疗的依从性。

三、展望

推拿治疗是颈部疾患保守疗法中的首选疗法，一个规范的推拿治疗是要将正确的诊断和良好的手法统一起来，做到《医宗金鉴·正骨心法要旨》指出的"既知其病情，复善用夫手法，然后治之多效"。临床常见的颈部推拿意外，除诊断因素外，因暴力手法、被动运动类手法及手法操作幅度过大致伤占了相当大的比重。因此，临床推拿治疗应加强理筋手法的研究和使用，规

范运动类手法的操作，将经筋调整与结构调整良好地结合起来，使手法更加符合人体生理病理需要，就能很好地防止推拿意外发生，最大限度地保证患者利益和身体健康。

第二节　推拿导致腰及下肢意外的原因及预防措施

一、主要意外及原因分析

（一）骨折

推拿过程中或推拿后出现施治部位疼痛剧烈，不能活动，影像学诊断为骨折。临床虽不多，但也偶有发生，且危害较大。

1. 股骨骨折

腰部手法造成骨折，临床多为股骨骨折。发生原因有：

（1）腰部损伤推拿时，手法粗暴，强迫超关节生理范围扳动下肢。如有报道，脚踩腰部，双手抓腿强力后伸扳法治疗腰椎间盘突出症，造成股骨颈基部骨折，及手法强力屈伸治疗膝关节屈曲功能障碍致股骨干骨折。

（2）对疾病规律认识不足，手法时忽视年龄及退变因素。由于年长患者骨质疏松、肌肉张力降低，不能有效抵抗髋部及下肢有害应力，医者不辨患者体质状况，以致推拿时发生骨折。

2. 病理性骨折

病理性骨折指在原有骨病基础上发生的骨折，如骨髓炎、骨结核、骨肿瘤等，轻微外力即产生骨折。主要发病原因为诊断不清，误诊后误治。腰腿痛以慢性病为多，如果总认为是老问题，不做认真仔细的检查，忽视了疾病总是在不断发展变化的这一规律，往往易对肿瘤、结核等误诊误治发生病理性骨折。

（二）中枢神经损伤

临床多是推拿治疗腰椎间盘突出症失当造成马尾神经损伤，文献报道较多。推拿治疗后突然出现括约肌障碍（大小便失禁）、鞍区麻木、小腿肌肉瘫痪"三联征"。主要发病原因：

1. 手法使用失当

造成马尾神经损伤的手法主要是盲目的大力旋转暴力、极度屈曲和后伸暴力，以及机械牵引等，使椎间盘遭受暴力挤压。过屈可向后方压迫损伤马尾神经，过伸可使位于椎管后方的黄韧带向前产生皱褶，突向椎管内，使马尾神经前后同时受压，造成马尾神经损伤。部分腰椎间盘突出症患者通过扳法治疗后，椎间盘受暴力作用而破裂突入椎管压迫马尾神经。

2. 适应证选择不当

中央型腰椎间盘突出和腰椎管狭窄是发生马尾神经损伤重要的病理基础，椎管愈窄，突出物愈大，愈易造成损伤。曾有报道，在缺乏影像学资料的情况下，对巨大型腰椎间盘突出采用按摩治疗致瘫2例。一些特殊类型的腰椎间盘突出症，如腰椎间盘突出合并骨化，或合并椎体后下缘骨刺突出或突出在神经管内等，用手法推拿，特别是运动类手法施治很容易造成马尾神经或神经根损害。

3. 麻醉状态下推拿不当

曾有人报道1例，L3～4、L4～5椎间盘突出合并骨化，硬膜外麻醉下行腰椎牵引并大手法推拿按抖，导致突出骨化的髓核破裂，游离进入椎管而压迫马尾。

4. 非专业医师手法治病

曾有报道5例意外中有4例是非专业骨伤科医生造成的。还有人报道2例腰部扭伤患者，均找农村的郎中行推拿治疗时用力不当致椎间盘中央型突出造成马尾神经损害。

(三) 周围神经损伤

周围神经损伤多是硬膜外麻醉下大推拿治疗腰椎间盘突出症操作不当，超生理范围活动关节而发生的股外侧皮神经卡压综合征。硬膜外麻醉下大推拿，往往采用直腿抬高、骨盆旋转、脊柱后伸等重手法，尤其是脊柱后伸时，常引起髋关节过伸，可使股外侧皮神经在髂前上棘骨韧带管口处受压或牵拉，引起股外侧皮神经水肿、充血使之体积增大，加之髂前上棘处骨韧带管本身狭小，充血、水肿之神经容易在管内局部受压，使其所支配的皮肤出现异样感。

（四）急重型腰椎间盘突出症

急重型腰椎间盘突出症多因暴力治疗腰部疾病所致，可使普通腰部软组织损伤，转变为急重型腰椎间盘突出症，或将轻型腰椎间盘突出症转变为急性纤维环破裂。曾有人报道暴力推拿所致急重型腰椎间盘突出症 18 例，还有人报道推拿引起纤维环急性破裂 5 例，均在明显的重压、旋转或斜扳时出现剧烈疼痛及不全瘫的症状。

（五）腰部血肿

推拿后致软组织损伤，如疼痛加重、皮下瘀斑、起疱等，临床不少见，但引起血肿者并不多见。主要原因是按摩手法过重、时间过长，或手法幅度过大，致施术之手与患者软组织之间有摩擦或冲击，造成局部小血管破裂而形成血肿。

二、预防措施

综上所述，腰部推拿引起意外的原因不外乎以下几方面：①对疾病的诊断不准确，或对疾病的发展规律认识不足，以致对手法的适应证、禁忌证掌握不恰当；②手法不规范，操作失当；③麻醉下推拿；④非医生治病。因此，为防止腰部推拿发生意外，笔者提出以下预防措施：

（一）明确诊断，严格掌握适应证和禁忌证

一是仔细询问病史，注重影像学检查。推拿前拍片排除腰部有关先天性疾患、炎性疾患、骨质疏松、肿瘤性疾患等。有外伤史者，以排除病理性骨折或其他骨质病变，不能简单地认为是外伤性疼痛而盲目行推拿治疗。

二是腰椎间盘突出症若采用保守治疗，应限于病程较短、症状较轻的单纯性腰椎间盘突出症患者，且禁忌重手法推拿治疗。常规作 CT 或 MRI 检查，以了解椎管内情况，以增强推拿的安全性。

三是下列情况的腰椎间盘突出症慎用或禁用手法治疗以免出现马尾损伤。病程长、症状重、进展快，有腰神经根受压水肿者，反复用推拿手法治疗或手法使用不当，有时会加重无菌炎症肿胀，加重突出物对马尾神经压迫和刺激；

腰腿痛剧烈，腰椎 CT 显示中央型巨大突出（矢状径超过椎管 1/3 以上），或合并黄韧带肥厚者，手法要轻巧，禁用大力过伸过屈；反复发作和先后累及两腿的中央型腰椎间盘突出症；老年性腰椎间盘突出症合并不同程度的椎管狭窄，若用手法治疗，以腰背部软组织松解手法为主，勿使用暴力；X 线片显示患部椎间隙狭窄者，或 CT 图像显示椎间盘突出物有钙化者，应禁用或慎用推拿治疗；对已破裂之椎间盘突出、椎间盘游离，以及突出的椎间盘髓核物质游离于椎管内、硬膜内或椎间孔等处压迫神经根与马尾神经者，应禁用手法。

（二）腰及下肢手法规范操作

一是慎用运动关节类手法。必须要用，则根据病情需要因人因病而异在病情允许范围内使用，手法稳而有力，由轻到重，以患者能忍受且主动配合为原则，勿动作过大、过猛。如对于急性腰扭伤或慢性腰部劳损，推拿治疗应以柔和的放松手法为主，严禁暴力操作，若无小关节紊乱，避免扳、摇、牵等幅度较大的运动关节类手法，以免加重损伤或引起椎间盘突出。

二是慎用或禁用猛力按压或重手法屈伸和旋转治疗腰部疾病。如一定要用，需掌握好力度和幅度，由轻到重，缓中有力，外柔内刚，勿用暴力。

三是注意患者年龄及退变因素，对年长和体质瘦弱者，手法前排除骨质疏松等骨质病变，手法时注意力度和幅度。因老年人多筋痿骨软，防止出现骨折。

四是急性软组织损伤，手法宜轻柔，时间不宜过长，手法幅度要小，施术者之手与患者软组织之间不要产生摩擦或冲击，防止出现血肿。

五是对腰椎间盘突出急性期的患者强调卧床休息，骨盆牵引，减少应力对病变椎间盘的刺激，降低椎间盘的内压。同时指导患者进行腰背肌锻炼，提高外界对突出物的对抗力，促进突出物的回纳及加速纤维环的修复。如行推拿，手法宜轻稳柔和，且只能理筋不能正骨，避免屈伸、按压及旋转等重手法，以免引起急性纤维环破裂，加重损伤。

（三）慎用或不用硬膜外麻醉下大推拿术

由于麻醉下肌肉松弛，失去抵抗力，加之炎症、粘连等因素，此时推拿手法牵拉过度常致骨折、马尾神经及周围神经损伤。

（四）加强医生手法的训练

推拿手法是一种"力"的运用技巧，手法的优劣直接关系到治疗效果，因此，必须重视手法的研究、训练和使用。据文献报道，许多意外的发生都和手法作用力的粗暴、生硬，力的方向失误以及超各关节生理范围强力施法有关。这实际上就是手法的熟练程度不高，盲目施法的结果。

（五）普及健康知识，减少患者盲目就医

由于患者对推拿治病的知识了解较少或不了解，盲目就医，以至于患者为了图省事、省钱而到不具备专业条件的诊所或非医疗机构就医的现象屡见不鲜。所以，医疗机构应积极普及健康知识，杜绝患者盲目就医及非专科医生或非医生治病，增强患者对专业治疗的依从性。

三、展望

笔者认为，规范推拿要将正确的诊断和良好的手法统一起来，做到"既知其病情，复善用夫手法，然后治之多效"，应在正确的诊断前提下，以"微创观念"为指导思想，加深手法作用机理的研究，引入现代医学生理病理学以及生物力学原理，从人体的生理需要入手，研究及应用符合认识生理病理需要的手法。推拿是通过手法作用于人体体表的特定部位及穴位，产生一定的"力""能""信息"，对穴位、经筋、皮部形成一种良性刺激，并通过激发和引导人体经络气血津液系统，或手法功力，对治疗局部的直接作用，使机体产生局部性的和整体性的生理效应，从而达到治疗、预防、保健的作用。所以，临床推拿治疗必须高度重视舒筋通络、调整气血，而不能一味地滥用"正骨手法"。而临床常见的推拿意外，暴力手法、被动运动类手法及手法操作幅度过大致伤占了相当大的比重。所以，应加强理筋手法的研究，规范运动类手法的使用，即如何将经络调整与结构调整良好地结合，从而加快推拿学由经验型向科学型过渡，减少推拿意外的发生。

第三节　推拿导致肩部意外的原因及预防措施

一、主要意外及原因分析

（一）肱骨骨折

指推拿治疗肩部疾患过程中突然出现肩部疼痛加剧，不能活动，影像学诊断为骨折。发生原因：

一是手法操作上过于粗暴，强行硬扳和猛然牵伸肩关节导致骨折发生。因强力硬扳或牵抖手法不但不能改善肩关节功能，相反可能会因扳动牵拉范围过大、动作过猛造成骨折，并引起痉挛或粘连组织撕裂伤。同时重手法施治还可能会使软组织间浆液渗出增加，纤维粘连形成，促使关节由暂时性冻结变为永久性僵硬。有报道强力扳抬患肩治疗肩关节周围炎致肱骨外科颈骨折2例及重手法推拿治疗肩关节周围炎致肱骨近端骨折3例。

二是诊断上忽视年龄及退变因素对疾病的影响，以致推拿治疗手法用力失当致伤。肩关节周围炎患者多年龄较大、肝肾精亏、气血不足、筋骨失养，加之长期肩关节运动障碍以及药物（如激素等）的作用易引起骨质疏松，关节周围肌肉等软组织痉挛或萎缩，骨及软组织柔韧性明显下降。因此，强力推拿甚至正常用力即可能造成骨断筋伤。

三是治疗原则上由于对疾病规律认识不足，强求速效导致损伤。肩关节周围炎患者，病程较长，其关节周围软组织广泛粘连或萎缩，其关节运动幅度已较正常时明显减小，特点是肩关节各方向主动与被动活动均明显受限，后期局部出现肌肉废用性萎缩，肩部疼痛减轻或消失，但肩功能活动基本丧失。所以治疗上应该有一个缓慢的过程，而此时强求速效，以求一两次手法治疗以松解关节粘连，手法操作必然会加大幅度和刺激力度，强行扳抬肩关节至正常范围，就极有可能造成肩部骨折。

四是影像学检查上肩部疾患较少做 X 线检查，有时易对肿瘤、结核等误诊误治发生病理性骨折。

（二）肩关节脱位

肩关节运动的幅度较大，但肩关节囊薄而松弛，其下方缺少肌肉附着，成为关节的薄弱处，外力可使肱骨头从此处脱出造成肩关节脱位。发生原因：

一是手法操作上过于粗暴或动作不规范，幅度过大。临床上对肩部疾病推拿治疗时，常通过一些肩关节的被动活动，如肩关节的内旋、外旋、外展、上举运动来恢复肩关节正常的活动度。如果方法掌握不当，或操作不规范盲目强行超关节生理限度被动活动肩关节，就可能造成肩关节脱位。

二是肩部疾病本身的特点易致肩关节脱位。肩关节周围炎时，由于关节囊及肩周软组织的挛缩，导致容积减少，使肱骨头在关节囊内活动范围变小，又由于肩部的退行性改变，软组织变性失去弹性变得较为脆弱，所以当肱骨头遇到手法外力后，很容易引起脱位。有报道推拿治疗肩关节周围炎，患者仰卧位，患肩后垫一软枕，肌注杜冷丁注射液75毫升，20分钟后术者将患肩外展外旋再高举过头同时后伸，欲行一次性手法松解时听到响声，患者剧痛难忍，患肩空虚，呈方肩畸形，拍片见左肩关节脱位。此例意外由于医生没能认识到肩部疾病特点和掌握好推拿松解技巧要领，在肩关节囊和滑液囊粘连尚未得到充分松解的情况下，就强力被动活动，尤其是在患肩后方垫一软枕，造成肱骨头以此为杠杆的支点，导致脱位。

（三）臂丛神经损伤

臂丛神经损伤是指推拿治疗肩部疾患时，在臂丛麻醉下手法强力牵拉或活动上肢、头颈过度弯向对侧导致臂丛神经损伤。推拿后出现手、前臂和上臂肌肉运动障碍，表现为上肢肌肉部分或全瘫，手、前臂和上臂的一部分感觉消失。发生原因：

一是多系麻醉下行肩周解冻术治疗肩关节功能障碍，由于神经肌肉松弛，失去抵抗力，加之炎症，粘连较重，此时推拿手法牵拉扳动过度而致臂丛神经牵拉伤。

二是胸廓出口解剖学结构上的变异，是臂丛神经损伤原因中的倾向性因素，增加了肩部推拿时神经损伤的危险性。有报道3例麻醉下行肩关节推拿术后继发严重的臂丛神经麻痹的病例，其中2例有典型的颈肋、1例有严重的颈椎骨性关节炎。

三是某些基础疾病,如肩部疾患合并有糖尿病、类风湿性关节炎等,亦是推拿时导致神经损伤危险因素。

二、预防措施

综上所述,肩部推拿引起意外的原因不外乎以下几方面:①手法操作不规范,动作过猛,幅度过大;②对肩部疾病本身的特点的认识不足,手法操作失当;③肩部解剖结构上的变异;④麻醉下推拿;⑤伴有基础疾病。因此,为防止肩部推拿发生意外,笔者提出以下预防措施:

(一)正确使用手法,规范操作

一是手法熟练,循序渐进,禁用暴力。对肩部及上肢损伤,尤其是针对肩关节功能障碍的推拿手法治疗,在做被动活动时双手要相互配合,运动幅度要由小到大,顺势而行,切不可急速猛烈、强行操作,也不可猛力硬扳和牵伸,以免造成肩关节骨折、脱位及神经损伤。

二是被动运动手法符合人体生理需要,但不要超限。要求施术者对肩关节的解剖结构和正常的活动幅度有深入的了解,手法幅度不要超过肩关节生理限度和耐受范围,并随时注意病人耐受情况。有报道指出,在扳拿粘连和被动活动时要循序渐进,每增加 5°~10° 应略作停顿,遇有阻力不可勉强完成,扳拿的着力点尽量靠近肩关节,以缩小杠杆的作用力量。

三是手法时注意年龄、体质和退变因素。对于肩部疾病病程较长,或有骨质疏松改变的患者,在推拿治疗时应首先采用轻缓柔和的理筋手法充分松解肩周韧带、关节囊等,然后再根据病情、患者体质等因素恰当使用运动类手法。对骨质疏松明显的患者,在治疗初期亦可只做理筋手法,不做正骨手法。对粘连较重的肩关节禁止进行粗暴的大幅度扳动,以避免造成对臂丛神经干的过度牵拉。

(二)强化诊断,正确认识疾病规律

一是强化 X 线诊断。建议对肩关节周围炎患者在推拿治疗前常规拍肩关节 X 线片,以防止有肩部肿瘤等骨质病变的患者被误诊误治引起病理性骨折。尤其对有外伤史、怀疑有骨折的患者,更需先拍 X 线片排除骨折。对年长、病程

长、肌肉萎缩明显的患者，手法治疗前拍 X 线片，可除外骨质疏松现象。对怀疑胸廓出口解剖学结构上有变异以及颈椎严重退行性改变的患者拍片，可降低推拿时损伤臂丛神经的危险。

二是正确认识肩部疾病的规律。临床实践证明，典型的肩关节周围炎的发展规律一般是：疼痛→活动功能障碍→疼痛减轻→功能恢复，自然病程需半年至一年。推拿治疗不能改变这一规律，但能使其病程缩短，症状减轻。因此，通过强扳硬抬，指望短时间的一两次或数次治疗就能治愈的观点是错误的。一般都需 20 次左右，约两个月的推拿治疗才能取效，如欲取得速效，必然使用重手法强扳硬抬肢体关节，这样就极易出现肩部骨折、脱位或引起臂丛神经损伤。因此，肩关节周围炎的推拿治疗一定要克服怕麻烦和急于求成的心理，不强求速效。

（三）慎用或不用麻醉下推拿

文献报道 5 例意外均是在臂丛麻醉下，行患肩松解术，手法使其患侧上臂较大幅度被动前屈、后伸、内收、外展、环转、上举等动作，由于过度牵拉神经，导致肩部臂丛神经损伤，引起支配区肌肉迟缓性瘫痪。因此，尽量避免行麻醉下肩关节推拿术。

（四）重视基础疾病的治疗

肩关节周围炎的推拿治疗，如患者伴有糖尿病、类风湿性关节炎等全身性基础疾病，则慎用重手法治疗，可同时进行基础疾病的治疗，待全身情况好转后，逐渐加大手法力度。

三、展望

肩部推拿手法虽然较为成熟，但是推拿意外亦偶有发生，且危害较大，故当积极预防，以保证患者身体健康，临床只要注意将良好的手法和正确的诊断统一起来，就能做到"既知其病情，复善用夫手法，然后治之多效"。

第三章　推拿的作用原理

推拿为什么能为人类解除疾病的痛楚？这就是推拿的作用原理问题。推拿和中药、针灸、拔罐一样，是中医学的一个主要治病的方法，我们通过中医学理论的学习和分析就能找到答案。当然，我们也可以用现代医学的一些理论和方法来证明推拿治病的科学性。

人体是一个整体，但其沟通内外、联系各脏腑组织的任务是由经络系统来完成的。人体的经络系统由经脉和络脉组成庞大而复杂的网络，可以说是无处不在。经络可深入体腔连属脏腑，也可浅出体表联系十二经筋、十二皮部和脉络肢节，构成了极其复杂的通路。经络系统不仅在空间分布上是极其广泛的，而且在生理上也是极其复杂的，包括营养代谢、信息传递、防卫免疫和协调平衡等。犹如生物体内部的自动控制系统，在正常状态下保持机体内部的有序性，当这种有序性出现紊乱的时候，人体就要产生疾病。来自穴位、经筋、皮部的外在刺激信号，可激发经络系统的调整功能，其总的趋势是使机体各部协调一致，并保持个体同环境间的平衡统一。

推拿就是通过手法作用于人体体表的特定部位及穴位，产生一定的"力""能""信息"，对穴位、经筋、皮部形成一种良性刺激，并通过激发和引导人体经络系统，使机体产生局部性的和整体性的生理效应，从而达到治疗作用。也就是说，通过按摩体表的一定穴位，形成一定的治疗和调节信号，并通过经络系统的传递和反馈，使人体产生诸如通则不痛、补虚泻实等各种反应来治疗疾病、强健身体的。

第一节 推拿治疗疾病的基本原理

一、纠正解剖位置的异常

由于外伤导致的损伤性疾病发生后，在损伤部位可产生关节的错缝、脱位，肌肉、肌腱的扭曲、滑脱等病理变化，按摩治疗主要依靠手法的力和力的大小、方向、频率等的变化，使异常结构恢复正常。各种关节脱位，肌腱、扭曲滑脱等纠正之后，疼痛亦随之消失。

二、对人体进行能量调整

人体是一个很复杂的有机整体，其内部存在着各种各样的能量代谢，而且总是处于一种动态的平衡状态。疾病发生后，机体内各系统组织的内在能量代谢发生变化，出现能量代谢紊乱，大量的有毒物质堆积，各系统组织的功能也不能协调工作，于是产生疼痛或其他各种不适反应。推拿属于物理疗法，手法所施的"静止的力"，如点按法，产生一定的势能；"运动的力"，如推、揉法，产生一定的动能；由运动产生的摩擦，可以形成热能。这些"能"直接或通过经络间接传入体内，可调整人体各系统组织的内能，使之重新趋于平衡。如肌肉痉挛者，通过手法使有关肌肉系统内能得到调整，恢复了肌肉的伸缩性，则肌肉痉挛得到解除；气滞血瘀者，通过手法使气血系统内能恢复，加速气血循行，清除了有毒物质，加强了能量代谢，从而起到行气活血、祛瘀生新的作用。

三、对人体进行信息调整

推拿不但能治疗脊柱、四肢关节的软组织损伤，还能治疗许多内脏疾病。人体内各系统、脏腑、组织、器官的局部乃至全身都存在着信息传递，以保证它们相互之间的协调，维持正常功能。当人体脏器发生病变时，有关生物信息就会发生变化，这种生物信息的改变可影响整个系统乃至全身的机能的平衡，以至于出现局部或全身的症状。推拿就是通过各种手法"力"的刺激或各种能量传递的形式作用于体表的特定部位，产生一定的生物信息，通过信息传递系统输入到病变脏器，对失常的生物信息加以调整，达到治病目的。如对缺血性心绞痛患者，在有关腧穴上轻柔的按摩，如按揉心俞，通过经络系统的传递，输入调整信息，可增加冠脉供血量，心痛、憋闷等症状就得以缓解。

第二节　推拿治疗筋伤的基本原理

一、舒筋通络，缓解痉挛

（一）损伤后的"不通则痛"概念

人体受伤以后，局部神经受到刺激，通过反射，人体软组织出现保护性反应，肌肉收缩、紧张，甚至痉挛，目的就是减少活动，避免再次受牵拉刺激，从而减轻疼痛。然而，由于肌肉痉挛，毛细血管受压，微循环受阻，血流不畅，继而加重了疼痛，所以有"不通则痛"之说。

（二）"不通则痛"的表现

筋脉损伤后，经络受阻，气血不通，不通则痛。其主要表现是局部组织疼痛和肌紧张。临床证实，疼痛越剧，痉挛越重；痉挛越重，疼痛越剧，互为因果，恶性循环。此时如不能得到及时、有效的治疗，损伤的组织可形成不同程度的粘连，以致不断地发出有害的冲动，加重疼痛和肌紧张，继而又可在周围组织引起继发性疼痛灶，加重恶性循环。无论是原发性病灶，还是继发性病灶，都可刺激和压迫周围的神经末梢和小的营养血管，造成"不通则痛"的病理变化进一步发展。

（三）推拿手法舒筋通络的机理

从"不通则痛"发生的机理，我们得出结论：推拿治疗应针对疼痛和肌痉挛两个环节，打破恶性循环。有研究显示，对痉挛的肌肉用柔和的按揉和牵伸手法持续2分钟以上，可刺激肌腱中的高尔基体，诱发反射作用，解除痉挛。临床实践证明，推拿不仅可以直接放松肌肉，而且能解除引起肌紧张的原因，标本兼治，达到筋舒络通而痛止的目的。临床研究证实，推拿对损伤及痉挛的治疗，主要是通过加强血液循环改善组织营养来实现的。有人测定，肌肉放松时的血流量比肌肉紧张时要提高10多倍，说明了推拿缓解痉挛、舒筋通络的机理。

（四）推拿治疗能直接放松紧张或僵硬的肌肉的原理

推拿治疗通过手法，以"力"的形式直接作用于肌肉组织，所以它和针灸、药物治疗不一样，可以直接放松痉挛、紧张或僵硬的肌肉。其机理主要有三方面：

一是手法可加强病变局部血液循环，使局部组织温度增高，紧张、痉挛因此得到缓解。做过推拿的患者都知道，手法后一般都能在治疗部位上产生不同程度的热感，感觉很舒服，这就和我们通常所说的"热胀冷缩"的道理是一样的。

二是在适当的手法刺激作用下，使痛点产生"酸、麻、胀"的"得气"感觉，提高损伤局部组织的痛阈，使原来的兴奋灶受到抑制，低于痛阈下的痛觉不能再通过，从而使疼痛减轻，肌紧张也得以缓解。也就是说，被治疗的软组织在手法治疗后，抵抗或接受刺激的能力增强了，普通的刺激量已不能引起局部痉挛疼痛了，所以痉挛疼痛也就自然而然地缓解了。

三是手法还可直接将紧张或痉挛的肌肉充分拉长，使其舒展，从而解除紧张和痉挛，消除疼痛。充分拉长痉挛肌肉的方法是强迫伸展有关的关节，牵拉痉挛的肌束使之放松。例如：腓肠肌痉挛，可充分背伸并摇踝关节；腰背肌痉挛，可大幅度旋转摇动腰椎或横向弹拨腰肌。这个道理每个人都知道，我们经常会在电视银屏上看足球比赛时，有的运动员下肢抽筋时，另外的运动员帮助他尽量背伸踝关节，不久就能缓解痉挛，可以继续比赛了。

（五）推拿治疗可以消除导致肌紧张的原因的原理

推拿治疗不但可以直接消除肌紧张，还可以消除导致肌紧张的原因。不失为是一个治病求本的方法。机理有三：

一是推拿治疗后损伤组织的血液循环加强了，带来了许多组织修复所需的营养物质，从而可以促进损伤组织的修复。

二是在加强血液循环的基础上，组织代谢增强，促进损伤组织的血肿、水肿和炎性物质的吸收和消除，从而也清除了这些物质对神经末梢和小血管的刺激和压迫，起到"通经络、行气血"的作用，使"不通则痛"的病理变化向"通则不痛"的方面转化。

三是对损伤组织有粘连者，可直接帮助松解粘连，逐渐消除粘连组织发出的有害冲动，从而恢复软组织的伸缩性，增强软组织的活动能力。

（六）推拿治疗中抓住原发性压痛点是舒筋通络的关键

在推拿治疗中抓住原发性压痛点，"以痛为俞"，是舒筋通络、解痉止痛的关键。"俞"就是阿是穴，也是疾病在体表的反应点。作为医生必须熟知这一点，因为找到了原发性的压痛点，就确定了病灶所在，同时也确定了手法操作的治疗点。而患者也要了解这一点，这样就能知道为自己治病的医生是否真正地掌握了自己的病情。为什么呢？理由主要有四：

一是一般压痛部位可有肌纤维断裂、韧带剥离、软骨挫伤等病理变化，也可有创伤性炎症所造成的软组织粘连、纤维化、疤痕化等病理变化。所以找到了压痛点，就找到了病灶，诊断的问题也就解决了。

二是按摩通过各种手法对压痛点给予恰当治疗，这些病理化大部分可以消除，疼痛和压痛也就随之消失。

三是大多数压痛点既是损伤的部位，也是治疗的关键部位。因此，要仔细寻找，力求准确，不要被扩散痛和传导痛所迷惑。一般来说，最敏感的压痛点往往在筋膜、肌肉的起止点、两肌交界或相互交错的部位，这是因为筋膜处分布的神经末梢比较丰富，肌肉的起止点和交界、交叉部分所受的牵拉和摩擦较频繁，久则容易发生损伤，发生疼痛。

四是对于有明显压痛点的病症，还应视具体情况采用不同的治疗方法。如压痛严重，在压痛点处使用推拿手法不便时，可采用从压痛点四周向中心疏导的方法；反之，可在压痛点处直接使用推拿手法，大范围的扩散痛和传导痛也就随着压痛点的解除而消失。这是推拿治疗的一个窍门。

（七）关于传导痛的病案举例

这里我们要说的是扩散痛和传导痛。笔者在临床上曾经遇到一个患者姚女士，她的病情具有代表性。她因左胁肋部疼痛半天来推拿门诊治疗。疾病的起因是，姚女士早上要开车上班时，往后备箱放东西，平时习惯用右手的她今天却用左手用力打开后备箱，不慎挼伤，出现胁肋部疼痛难忍，不能挺直腰背，而且疼痛越来越重，呼吸都受影响，情绪急躁等症状。在为患者诊断时，一位刚毕业的年轻医师，在检查压痛点时，患者反应非常强烈，医师的手轻轻触到胁肋部皮肤，患者就感到剧痛难忍而大喊大叫。于是这位年轻医师赶紧找到笔者说，患者可能肋骨骨折了。因为笔者此时就在旁边看别的患者，在他诊断患者时，就已经听到他们的谈话，也看到了他的检查，了解到患者胁肋部根本未受到外力的撞击和打击，所以感到不可能是骨折。笔者检查压痛点时，患者的压痛感虽然强烈，但是部位总是在变，不固定，于是笔者判断这个疼痛点是个典型的神经传导痛，病灶在背部脊椎，当按压到第8、9胸椎椎间隙及棘突左旁肌肉时有明显的固定压痛，而且还会出现向左胁肋部的放射痛。显而易见，这是一个典型的胸椎小关节错位。于是笔者用胸椎复位手法治疗，手法后疼痛立即消失。

二、理筋整复，理顺复位

（一）概念

顾名思义，"理筋"，就是理顺扭曲、痉挛的筋脉；"整复"，就是施以手法使错位的关节复位。筋肉及关节损伤后，易产生"筋出槽，骨错缝"的病理变化，在临床上出现如肌腱滑脱、小关节紊乱、关节脱位、椎间盘突出等病理变化。推拿手法对软组织的撕裂、扭曲、滑脱以及关节的错缝等具有理顺和整复作用。手法后，一般均能使错位者得到纠正，脱位者得到复位，滑脱的肌腱得以理顺归位，突出物得以回纳。同时还能消除因这些病理变化所造成的肌肉痉挛、组织水肿和血肿以及疼痛等，更加有利于损伤组织的修复和功能重建。《医宗金鉴》载"皆用手法循其上下之筋，令其调顺，摩其受伤骨缝，令其平整"，指出了手法可使移位的组织恢复其正常位置，以顺接筋络、畅通气血。

（二）推拿如何理筋整复

通过手指的细心触摸，从其局部的形态和位置变化，可了解损伤的情况、性质、程度，从而确定应采取的手法，纠正错位、拨乱反正、理顺筋脉，达到治病目的。如肌肉、肌腱、韧带的撕裂伤，可用手法理筋，使扭曲、撕裂的纤维组织抚顺理直。肌腱滑脱者，在疼痛部位可触摸到条索状隆起，须用弹拨法、推扳法、拔伸法整复纠正。关节错位、韧带损伤者须用运动关节类手法理筋整复。脊柱侧弯者，可以通过按揉、弹拨、牵引以及扳动类手法得以纠正。又如对寰枢关节半脱位施以拔伸、扳动类手法可以恢复寰枢关节正常的解剖结构。

临床和X线影像资料证明，推拿手法不仅可以使颈椎病和腰椎间盘突出症所引起的疼痛和肌肉痉挛得以缓解或消除，而且还可恢复颈椎、腰椎的生理性弯曲。

三、活血化瘀，消肿止痛

(一) 损伤后的"气滞血瘀，为肿为痛"概念

筋络损伤后，由于损伤部位毛细血管破裂出血，加之组织液的渗出，瘀积于体表，同时由于损伤或出血对局部的刺激，使其血管产生痉挛，血流不畅，就造成了损伤部位的瘀血肿痛，即《素问·阴阳应象大论》所载的"气伤痛，形伤肿"。特别是发生在关节部位的损伤，又常因血肿和淋巴的机化使软组织形成粘连、纤维化、疤痕化等病理变化，导致关节粘连，活动受限。

(二) 推拿治疗能活血化瘀

按摩具有明显的活血化瘀作用。推拿作用于体表，引起局部经络反应，激发和调整经气，通过经络系统，调节所属的脏腑和筋骨，增强气血生化，推动气血运行。不仅能消除血管和肌肉的痉挛，增强血液循环，加速血肿的吸收，排除损伤组织的代谢产物和关节内的积血与积液，并能使局部组织的痛阈提高，使体内致痛物质减少，减轻这些物质对末梢神经的刺激，达到消瘀止痛的目的。王冰曰："按摩者，开通闭塞。"《医宗金鉴》："按其经络，以通郁闭之气；摩其壅聚，以散瘀结之肿，其患可愈。"

一些临床实验证实：推拿后可使血清中内啡肽含量明显提高，内啡肽物质有提高局部痛阈的作用，这是推拿镇痛的机理之一。另外，推拿后，血清中5-羟吲哚乙酸、乙酰胆碱等物质的含量也明显提高，这些物质都是镇痛的基本物质。

(三) 推拿如何活血化瘀

推拿的活血化瘀我们不能直接看见，主要是通过对患者的"动"来实现的。对患者来说，"动"包括三个方面：①手法促进了肢体组织的活动；②手法促

进了气血的流动；③肢体关节的主动与被动活动。当然，此①②③条是不可分割的。如临床上拿揉肌肉等，可调节肌肉和血管的收缩与舒张，使组织间的压力产生变化，以促进损伤组织的血液循环流动，加速血肿和渗出物的吸收，达到活血化瘀、祛瘀生新的目的。又如推拿可使肌肉间不平衡的力学关系恢复平衡，从而使疼痛缓解或消失。再如主动活动是患者遵医嘱的主动功能锻炼，被动活动是医生的手法。对关节粘连僵硬者，恰当的主动与被动活动，可直接松解粘连，滑利关节，还可有效地促进关节液的代谢，改善血循，对关节运动功能的恢复能起到针、药所不能及的效果。对局部软组织变性者，手法活动可改善局部营养供给，促进新陈代谢，增大肌肉的伸展性，使变性组织逐渐恢复。

四、松解粘连，滑利关节

（一）损伤后的关节粘连及后果

筋伤日久，会使受伤组织和关节产生粘连与挛缩，造成关节功能障碍。主要是由于伤后肢体长期固定地处在一种保护性的体位，以限制伤肢的活动，以避免损伤局部组织产生再损伤和减少疼痛，并有利于损伤组织的恢复。但是，往往因这种固定而使损伤局部所潴留的组织液或瘀血，不能尽快地吸收和消散，日久形成纤维化，致使组织间产生粘连，对血管神经束产生卡压，影响了关节的正常活动，而导致关节功能障碍，或造成关节挛缩僵硬。

（二）推拿如何松解粘连，滑利关节

推拿治疗不仅能促进血液循环，加速水肿、血肿的吸收，解除血管和肌肉的痉挛，还可排除损伤组织的代谢产物和关节内的积血与积液，从而有防止粘连产生的作用。而且推拿可直接放松肌肉，使筋骨舒展，粘连逐渐或很快松解，使坚硬的肌肉筋膜恢复正常的张力，关节功能逐渐恢复。如对肩周炎关节功能障碍的治疗，通过恰当患者的主动锻炼与医生被动的手法治疗，可直接松解粘连，滑利关节，还可有效地促进关节液的代谢，改善血液循环。推拿手法中的按揉、弹拨以及运动关节类手法可直接作用于关节，对关节运动功能的恢复能够起到针、药不能及的效果，具有很好的康复作用。

小常识

❓ 1. 什么是原发痛？什么是传导痛？

原发痛：腰背、四肢组织中的神经末梢直接受到机械或化学性刺激所产生的局部疼痛叫原发痛。痛由急性创伤引起者，常表现为锐痛或剧痛；因肌肉痉挛酸性代谢物质堆积引起者，常表现为温暖时轻，寒冷时重；因肌肉疲劳引起者，常不能坚持某种体位，休息或变换姿势常可缓解。原发痛一般都能找到原发性的压痛点。按摩诊断和治疗时，找到原发性痛点十分关键。

传导痛：传导痛也称为"扩散痛"或"放散痛"，疼痛的定位往往不明确，在腰背痛中其扩散部位常与脊神经后支相应的前支有关，但也有的不一致。其原因可能为支配腰臀部的后支与组成股神经或坐骨神经的前支有共同的神经根，后支兴奋时前支亦受影响，致使患者感到前支亦痛。如臀部疼痛时，可扩散到大腿后侧，有时会误认为坐骨神经痛。腰背痛向下扩散多，而少有下肢痛向上扩散者。患者的痛觉区域放射痛是神经干走行区域以及神经末梢均有线路清晰的痛觉，扩散痛区域较模糊，一般神经末梢不痛。

❓ 2. 什么叫伤筋？什么叫"筋出槽""筋聚"？

人体关节、筋络、肌肉等因外伤、劳损、受寒等因素引起损伤，既无骨折，又无脱位和皮肤破损者，称为"伤筋"。亦即西医的闭合性软组织损伤。

由于各种原因造成的筋伤，在损伤部位会出现不同程度的软组织的撕裂、扭曲、肿胀、滑脱以及关节的错缝等病理表现，所以在民间把软组织损伤俗称为"筋出槽"或"筋聚"。

❓ 3. 软组织都包括哪些内容？

指骨骼组织之外的组织，包括肌肉、肌腱、韧带、滑膜、关节囊、软骨等。

第三节　推拿调整气血的方式

中医认为，气血是构成人体的基本物质，是人体活动的基础。它对人体具有推动、温煦、营养、濡润的作用。推拿对气血的调整作用主要是通过益气养血和行气活血来实现的。

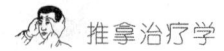

一、益气养血

推拿是通过手法在有关的经络、腧穴进行刺激，以健脾养胃，增强脾胃受纳、运化、升清的功能，来促进气血生成的；同时，又通过疏通经络以及加强肝的疏泄功能来促进气机的调畅，强化气的生血、行血、摄血功能，来促进或改善人体生理循环，使人体气血充盈而调畅，从而起到益气养血的作用。临床常用按摩腹部及背部有关俞穴来促进胃的升降功能；用一指禅推、揉或按脾俞、胃俞、足三里，或用擦法在背部督脉及脾胃区域治疗，以增强脾运化功能。

二、行气活血

气与血相互依存，气为阳，血为阴，气为血运行的动力，血为气的物质基础。古人云："气为血之帅，血为气之母，气行则血行，气滞则血瘀。"按摩手法主要是推动气的运行为主，以此推动血的运行循环。临床上常用的按法、揉法，均能疏通经络和加强肝的疏泄功能，促进气机的调畅。如按揉心俞、肺俞、肝俞可加强心、肺、肝的推动、输布、疏导功能，促进气血运行，达到通则不痛的目的。又如：胃脘部刺痛、拒按，食欲缺乏，舌质暗，脉弦，心烦急躁，属气滞血瘀之证，常按揉肝俞、脾俞、内关、梁丘等经穴，就可以达到行气活血、祛瘀止痛的疗效。

第四节 推拿调节内脏功能的原理

临床上有许多疾病有内脏功能紊乱的症状，推拿对这些疾病和症状的治疗有着很好的疗效。按摩是通过使用各种不同的手法，作用于人体体表的特定部位来治疗疾病。按摩刺激体表的一定部位，对内脏功能活动产生一定的影响，同时内脏病变又可以在体表反映出来。这是什么原理呢？我们从现代医学的神经生理学中可以找到答案。

一、内脏病变在体表出现不同的反应

(一) 内脏病变在体表反应的有关体征

一是体表疼痛。内脏发生病变时，常在体表的一定区域产生痛觉，称"牵涉痛"或"放散痛"。如胃溃疡发生痛觉常在胃脘部、冠心病发生痛觉常在心前区和左肩背、胆囊炎发生痛觉反应常在右上腹和胆囊点、阑尾炎发生痛觉常在右下腹麦氏点和阑尾点，比较有规律性，有助于诊断，确定治疗方案。

二是体表一定部位出现痛觉、触觉及过敏区，即阿是穴，此部位痛觉、触觉较其他部位敏感。阿是穴一般规律性不强，需要医生仔细检查才能找到。准确找到阿是穴是推拿医师进行诊断和确定治疗手法方案的关键。

三是植物神经反射，如出汗、竖毛或血管运动变化。

四是躯体反射，如肌强直等。

(二) 内脏病变在体表反射的原理

一是病变内脏传来的神经冲动过多，提高了躯体感觉接受区神经元的兴奋性，对来自躯体的轻微刺激也产生强烈反应，引起相应部位皮肤感觉过敏。

二是内脏传入冲动，直接激发脊髓躯体感觉接受区的神经元。而大脑皮质把来自患处内脏的感觉，"理解"为相应区域皮肤的感觉。

二、刺激体表对内脏功能的调节原理

(一) 躯体—内脏反射的通路

手法刺激体表，影响内脏活动的途径有如下三条。

一是刺激体表，由体表神经末梢感受器经体表传入神经至脊髓后角，在后角转换神经元抵达第Ⅶ板层，再经脊髓前角出椎间孔到交感神经节，然后传入内脏。

二是体表末梢感受器将刺激信息经体表神经传入脊髓后角的第Ⅳ—Ⅴ板层；经脊髓丘脑束传至丘脑腹后外侧核，然后再经内囊枕部，投射到中央后回，中央后回发出下行纤维经下丘脑（间脑）至网状结构，然后从网状结构分三路至内脏。第一路由网状结构到迷走神经背核，经副交感神经至内脏；第二路从网状结构经孤束核到达迷走神经脊核，再由副交感神经到内脏；第三路从网状结构经孤束核再达交感中枢，然后由网状脊髓束到内脏。

三是腹部刺激可以直接影响内脏活动。

（二）手法的刺激强弱对内脏功能会产生的影响

按摩手法的力度和方向的变化，对体表产生了轻重、缓急等不同刺激，这些刺激产生的不同生物信息沿着躯体内脏反射通路的第一、二两条途径传入内脏，使内脏的功能活动发生变化，但是缓和、轻微的连续刺激有兴奋周围神经的作用，而对中枢神经却有抑制作用；急速、较重的短暂刺激可兴奋中枢神经，抑制周围神经。所以，内脏机能亢进者，用急速、较重的手法，使中枢兴奋，发出强劲的冲动以抑制内脏的亢进功能；而内脏机能衰弱者，用和缓、轻微的连续刺激兴奋周围神经，通过第一条途径激发内脏功能，抑制中枢神经对内脏的控制。这样，按摩就会使内脏的功能活动得到调节，为气血运行的调整创造条件。

小常识

1. 为什么有的医师推拿治疗效果好，有的医师推拿效果差？

手法的优劣直接关系到治疗效果，因此，推拿医生必须重视手法的研究和使用，特别要在"法"字上下工夫。"法"是方法，也是技巧。一个优秀的推拿医师必须要熟练运用推拿手法的"力"以及掌握好如何使用这个"力"的"技巧"，否则就和一般的保健场所按摩没什么两样，也就不能被称为"推拿医师"。在推拿这个学科上很容易鱼目混珠，推拿虽然做起来很容易，但做好是非常难的，所以现今推拿医师的手法水平差异很大。这就是有的医师治疗效果好，而有的医师治疗效果差的原因所在。

推拿手法的良好治疗作用，决定于两个要素：一是手法作用的性质和量，也就是说医生一定要选择好适合患者体质和病情的手法，以及合理的刺激量；二是被刺激部位或穴位的特异性，也就是说手法作用的部位，即治疗部位一定要选择准确。手法的性质，指不同的手法性质不同，有温热性质的手法，有寒凉性质的手法。如小儿手法的推三关，性属热；退六腑，性属寒等。手法的作用量，则包括手法作用力的大小、作用部位的深浅、作用力的方向、作用时间的长短、手法频率的快慢等。作用部位和穴位的特异性，则表明要

第三章 推拿的作用原理

根据疾病的性质状况选择相应的部位和穴位。如诊疗网球肘，要取肱骨外上髁的局部和前臂伸肌群；而穴位的选择则要依据辨证选穴，如运用五输穴，虚则补其母、实则泻其子的选穴原则等。在同一部位或穴位用不同性质和量的手法，作用不同；用同样性质和量的手法在不同部位和穴位操作，作用也不同；两者必须有机地结合运用，才能起到较好的治疗效果。

❓ 2. 为什么推拿治病要找专业的推拿医师？

首先，从推拿手法看，传统手法繁多，可根据病情表现不同采用不同的手法；其次，手法的优劣亦可直接影响推拿治疗效果；再者，治疗推拿不等于一般的保健推拿，现今在各种非医疗场所推拿时，因手法使用不当而引起的意外事故常常发生。所以，为了保证手法的安全有效，患者患病时必须到正规医院的推拿科或中医骨伤科请非常专业的，且具有大学以上学历的推拿医师治疗。因为他们有很深的医学理论知识，很好地掌握各种手法的适应证和禁忌证，一方面保证了疗效，另一方面保证了手法的安全性。

❓ 3. 为什么有些时候医生要求必须拍X光片后才能决定推拿？

有一次笔者在推拿门诊出诊，医院后勤的一位同事领来一位朋友潘先生来看病，说是慕名而来。通过问病史，笔者了解到损伤发生的过程。原来办公室的日光灯坏了，潘先生主动爬到桌子上换新灯管。换好之后，一时兴起，从桌面上跳下来，落地时身子一闪，不慎将腰部撞到写字台角上，只觉得一阵剧痛，弯腰、行走困难。同事见状，赶紧把他送到医院，并慕名找到笔者。经过仔细，笔者怀疑潘先生可能有第五腰椎横突骨折，就开了一张X光片，要潘先生去拍片。当时潘先生有点不愿意，说："我就是腰扭了，就想按摩一下，以前也曾经扭过腰，也只是按摩一下就好了。"笔者的同事也觉得好没面子，以为笔者让患者多花钱。其实当时笔者也有点犹豫，也想给他按摩一下就好。可是一想到潘先生有腰部撞击桌角的病史，还是坚持拍片再说。结果X光片出来后，证实了笔者的诊断，就是第五腰椎横突骨折，属于按摩禁忌证，马上转入骨科治疗。这件事让笔者很后怕，如果当时碍于同事的面子没有拍片就直接按摩，很可能把一个稳定性很好的骨折给按摩得移位变成不稳定性骨折，从而给疾病的治疗带来难度。

在推拿门诊，常有各色的人来门诊要求推拿，大多时候医生要患者拍X光片，而他们总是满脸的不乐意：我们不就是按摩一下吗？哪至于要拍片啊？他们对医生表示非常不理解，不配合。其实这就是患者对一些基本的医疗常识不太清楚，缺乏安全意识。推拿手法繁多，许多手法都有它的适应证和禁忌证，正规推拿医师要在确认安全的情况下才能进行推拿治疗，他们的目的不是要多挣患者的钱，而是为了安全和疗效。所以，在为患者诊病的时候，医生可能会先让患者拍X光片，从而更加准确地进行诊断，确定手法治疗方案。我们不要轻易相信一些话说得很大，把按摩说得神乎其神，光凭双手一摸就能把你的病弄得一清二楚的医生，这是极不科学的，如果出现意外，你会追悔莫及。

第四章 合理规范推拿的必备条件

临床疗效及其安全性是决定一种疗法能否立足于临床的关键，所以，如何做到安全、有效兼顾也就成为推拿手法在临床应用中的首要问题。"工欲善其事，必先利其器"。有了正确的方法，规范地进行手法治疗，才有既安全又有效的可能。一个安全有效规范的推拿手法治疗，涉及多个方面，下面笔者根据本人的临床体会深入探讨规范推拿的几个必备条件，以保证手法安全，提高疗效，保护患者身体健康。

第一节 规范推拿的必备条件

一、准确诊断，正确认识疾病规律，避免误诊误治而发生意外

（一）正确的诊断是合理使用手法、提高疗效和安全性的前提与基础

手法治疗疾病较为安全有效，但由于其适应证涉及伤、外、内、妇、儿等科疾病，治疗前应结合现代医学的理论和各种检查手段，全面了解患者的全身和局部表现，对疾病进行综合分析，得出准确的中医和西医诊断。只有对疾病规律有了正确的认识，才能选择正确的手法和相应的治疗部位，取得满意的疗效。如果医生对疾病的诊断不正确，对疾病的规律也就失去了正确的认识，接着对手法的适应证掌握不准确，手法治疗方案亦就不恰当，会减弱应有的疗效。又如果疏忽大意，手法操作时机不当，禁忌证掌握不准确，或盲目暴力施法，也会出现一些不应有的意外情况，甚至危及患者的生命。

如有报道 1 例：男性 42 岁患者，自述为一周前因劳动背部牵拉受伤，导致左侧胸背，尤其肩胛内缘深处钝痛，伴有胸闷、头颈活动受限。未做影像学

检查，根据症状诊断为"胸胁屏伤"，予手法治疗多次，患者症状加重，并出现肺部感染等症状，经 X 线片、CT 检查，确诊为"肺癌，合并 T1、T2、T4、T5 骨转移"，20 天后出现截瘫症状，3 个月后死亡。初诊时仅根据症状类似于"胸胁屏伤"，就局限于骨伤科疾患，对于发病前月余患者曾有反复低热及多年吸烟史等重要因素缺乏详细了解和询问，且不做影像学检查，诊断不明即盲目施以手法治疗，误诊误治并存。

又如文献报道将 T5、T7、T8、T11 转移癌导致的腰背痛误诊为腰椎间盘突出症采用斜扳手法治疗致截瘫 1 例，医生诊治时只注意腰痛忽视了背痛，则拍片时只拍腰片而没有加拍胸片，造成误诊后误治，后果十分严重。

（二）正确认识疾病发展规律，不强求速效

手法治疗的适应证，多数是持续多年的慢性疾病，即使是急性损伤，从损伤发生到病愈也需要一个较长的恢复过程，疾病的发展规律一般是：疼痛→功能障碍→疼痛减轻→功能恢复，自然病程多较长。手法治疗不能改变这一规律，但能使其病程缩短，症状减轻。因此，指望短时间的一两次或数次治疗就能治愈的观点是错误的。如欲取得速效，必然使用重手法强扳硬抬、屈伸或摇动肢体关节，或频繁使用旋转扳法，盲目加大刺激量，超生理范围的行脊柱大幅度的旋转复位、侧屈和挤压等，极易出现意外。笔者分析的很多骨伤手法意外也证实了这个观点。

（三）采取必要的诊断方法，获得正确的诊断结果

正确的诊断要有正确的诊断方法，我们不但要做好望、闻、问、切四诊，而且还要采用现代医学的临床体检方法，包括一些特殊的试验，如巴宾斯基征、霍夫曼氏征等，同时还要进行实验室检查，以及拍 X 线片、CT、MRI、TCD、肌电图等检查，详尽了解病情和采用多种检查方法和手段，对疾病做出正确的诊断，然后才能掌握好手法的适应证和禁忌证，给予恰当的手法治疗，从而获得事半功倍的效果。因此，要治好疾病，首先要认识疾病。作为一名现代训练有素的医生，不但要具有手法的基本技能，还应不断学习相关专业的知识和技能，拓宽知识面，不断丰富临床经验，增强诊断与鉴别诊断的能力，提高诊断的正确率，从而尽量减少和避免临床上误诊误治而出现意外。

二、合理使用推拿手法，提高手法操作的正确性和安全性

决定手法作用的因素很多，诸如诊断正确与否、手法的选择和组合恰当与否、手法操作的穴位与部位选择是否正确和准确、手法操作的力的大小与力的方向是否合理、患者对手法是否产生"得气"感应等，都是极为重要的因素。如果离开这些因素，单纯地讨论某一手法有何作用，是不科学和不现实的。不过，在这众多的因素中，手法的优劣，医生对手法技术要求的掌握，对手法的作用影响更大、更直接。手法是治疗骨伤疾病的一种基本手段，是一种"力"的运用技巧，是一种在医生意念支配下进行的有序的规范化的高级运动形态，具有很高的技术要求，是手法临床必备的一项专门的基本技能，不是人们随意和无序的动作。因此，加强手法训练，掌握符合人体生物生理病理需要的手法操作要领和用力技巧，规范操作，是提高疗效、减少失误和意外的重要因素。所以，任何一味强调手法的刚劲有力或轻快柔和都不免带有片面性，正确的手法要刚柔有度，讲究"力"与"技巧"的合理结合，才能使手法刺激更适合人体的生理学和病理学需要。

（一）手法治疗的基本技术要求

1. 手法操作上始终要贯彻"力量是基础，技巧是关键"的理念

无创和微创的诊断和治疗方式是医生和患者共同追求的目标，是要使患者付出尽量小的代价而取得良好的治疗效果，强化微创观念，就要像强化无菌观念一样，尽可能选择疗效好、安全舒适无创的诊疗方法。从常见推拿意外可以看出，除诊断因素外，暴力手法、被动运动类手法及手法操作幅度过大致伤占了相当大的比重。这些手法治疗方式大多重视西医的解剖，所以手法时只知道一味地用力，却忽视了中医的气血经络学说的指导。因此，手法操作自始至终要贯彻"微创"治疗观念，体现在手法上，就是贯彻"力量是基础，技巧是关键"的理念，以理筋手法为主，注重经络气血津液系统的调节作用。也就是说，推拿手法是一种"力"的运用技巧，手法的力是要有控制的，使手法既深沉有力，又缓和柔稳，达到力量和技巧的完美结合。这样的手法，不仅不会产生危险性，而且患者乐于接受，既安全又有效。而突然而猛力的手法，仅在必要的、有限的范围内使用。

2. 手法治疗上提倡筋脉调整为主、结构调整为辅的治疗原则

各种急慢性损伤，首先是外力影响脊柱和四肢骨关节外部肌肉等软组织的力学特性，进而影响一侧脊柱或肢体的动力功能，从而形成机体左右两侧的不对称，结果便是造成力学概念上的应力集中，具体体现为左右关节受力失衡，充血、水肿等无菌性炎性反应，机化、钙沉积和骨质增生，这是脊柱和四肢骨伤科疾病最为常见的发病途径。理筋手法虽然主要作用于肌肉、韧带、筋膜等软组织，但是因为同时能改善脊柱和四肢骨关节的失稳结构及阶段运动协调性，又可恢复和加强脊柱及四肢骨关节的运动功能，故理筋可以整骨，可达到疗效和安全并重的目标。而反复地对脊柱和四肢骨关节应用调整手法，必然会造成维持其内源性稳定的韧带组织出现蠕变效应，更加松弛，以致脊柱和四肢骨关节的稳定性进一步下降影响疗效。所以临床手法治疗必须高度重视舒筋通络，而不能一味地滥用"正骨手法"，要做到筋脉调整为主、结构调整为辅，两者有机结合，辨证使用，确保安全。很多时"柔稳理筋+导引牵伸"，医体结合，足矣。

3. 手法用力上要持久有力，达到有效的刺激量

指手法的操作要维持一定的时间，这包含两种意思：一是指手法对某一疾病的整个治疗过程，要能保证持续作用一定的时间，并在操作中保持动作和力量的连续性，以达到有效的刺激量；二是指手法在某一具体部位或穴位操作时，应维持一定的时间，要使该部位产生感应，也就是说要有得气感，切勿不停地移动操作部位，使穴位还未产生感应（"得气"感）就已离开，尤其是对某些需重点治疗的部位或穴位，如压痛点的操作，更需维持较长时间的操作刺激。这就是我们常说的"按而留之"之意，目的是使手法对机体的穴位或部位进行持久连续的刺激过程中，让手法产生的功力不断积累、渗透，最后达到由量变到质变的变化，形成手法的功效，即"意到神到，神至气到"和"以意运气，运气化力"，直达病所。

4. 手法作用层面上要深透有应，直达病所

手法对机体的刺激，无论是以柔和为贵，还是以刚劲为用，都必须是手法的功力由表及里、深入透达，直至病所，通过经络系统的传导和反馈，使深部组织产生一定的反应（"得气"感），进而通过神经反射、体液传输等途径，激发机体对手法的刺激产生较强的物理学效应和生物学效应，对机体内部组织的能量、信息变化产生相应的调整、调节作用，从而起到改善机体的生理病理状态，充分实现手法的防治功效。手法直接刺激的组织层次以及该层次所能接收到多少手法作用力能，决定该组织产生多大的有效生物学效应，这是手法施治产生疗效的关键。良好"深透"性的手法，不仅可达到很好的疗效，而且操作时患者会感到非常舒适，容易出现"得气"感。手法作用于组织，其深透程度如何，医生可根据手法选择、用力大小、用力方向、恰当的治疗点来控制。对疾病的手法治疗过程中，任意和无序的不分组织层次的操作，会导致手法力能的浪费，不但会消耗医生的体力和时间，而且不能集中手法力能产生最佳作用，还可能引发各种干扰反应，最终达不到好的疗效，甚至发生意外。

临床实践证明，当损伤发生后，是皮肤及皮下脂肪下面的筋膜、肌肉、肌腱、韧带等组织产生紧张、痉挛、水肿、渗出、肌纤维断裂、韧带剥离、软骨挫伤、软组织粘连、纤维化、疤痕化等病理变化，而皮肤和皮下脂肪是没有病灶的。所以，手法的作用层面应该深透至筋膜层以及肌肉层。筋膜层在软组织疼痛性疾病的诊疗中占有非常重要的位置，筋膜张力的变化可以直接表达疼痛的性质和程度，因为筋膜是一个完全封闭的致密结缔组织系统，很多病理因素都可造成筋膜内压增高，结果使筋膜腔表面的末梢感受器受拉、筋膜腔内的末梢感受器受压而产生一系列症状。肌肉的张力变化较大，人体只有肌肉才能对外界刺激做出收缩反应。手法按压时，医生的手和患者的皮肤之间不发生摩擦运动，稍加用力既可感知皮下脂肪层，在脂肪层的深面可触及完整的肌肉表面轮廓，这便是筋膜层的表面，手法操作中应注意其厚度、表面张力、弹性、有无结节、包块、条索等。肌肉的手法要注意压痛和肌紧张，当感受疼痛的神经末梢受到伤害性刺激，可反射性引起相应肌肉的急剧或持续收缩，疼痛和压痛均在肌腹内。而肌肉慢性劳损性损伤，是一种慢性反射性肌紧张，是患者在"不知不觉"的过程中形成的，特点是局部几块肌肉同时发生紧张，尤其是在维持姿势的羽状肌和扇形肌，与急剧收缩造成的肌肉拉伤迥然不同。手法操作时要注意与患者的交流与沟通，询问其对手法不同力度、层次、方向、作用点的不同反应。

5. 手法刺激必须"得气"，"气至痛止"

在手法的刺激下，要使被刺激的部位产生"得气"感，如《素问·举痛论》所载"按之则热气至，热气至则痛止矣"。临床实践提示，"得气"感的有无及强弱都是判断手法的刺激量和疗效的前提，直接关系到治疗效果的好坏。"得气"感的产生有赖于经气的运行和活跃，"得气"感越强，则说明经气运行越舒畅，所以手法直接作用于经穴，通过激发经气的运行，从而起到疏通经络的作用。但"得气"感绝不是明显的痛感，因为在正常位置进行按压刺激时也会有明显的痛感，然而那种痛感和手法刺激压痛点时产生的"得气"感绝对是两个不同的概念。痛感出现，患者很不舒服，不想再被刺激，是无效刺激、非良性刺激，而"得气"感患者的感觉是"痛得很舒服"，愿意再次被刺激，为有效刺激、良性刺激。"得气"与否，有多种感应，可从患者和医者两个方面来判断。当"得气"时，患者会感到有酸、胀、麻、沉、或热，且必有舒适的感觉，部分患者亦有不同程度的感应传导及扩散等循经感应现象。同时，医者会感到手下有厚实或沉稳或指下有物的感觉。如未得气，则医者感到手下虚无，感到找不到阳性反应物，患者也没有什么感觉。《标幽赋》说："气之至也，如鱼吞钩饵之沉浮；气未至也，如闲处幽堂之深邃。"一般而言，"得气"迅速而明显，疗效较好；如无"得气"，则可能无效。因此在手法治疗过程中，若"得气"较慢，甚至不"得气"，就要分析其中的原因。如属穴位不准，手法的方向角度有偏差，没有刺激到有效的作用点或未达到一定的深度，可重新调整手法的部位、角度和深度，再次加力时，往往就会"得气"；若因病情较久，正气虚弱致经气不足，或因其他病理因素致局部感觉迟钝者，可采取两侧对比，取得正确位置再加力的方法，促使手法得气。

（二）精点力学舒筋通络推拿法及理论基础

精点力学舒筋通络推拿法，指的是通过良好的推拿方法，寻找精确的作用点，使用符合力学的特性手法，达到舒筋通络的作用。精点力学亦取经典力学的谐音，意在按力的特性规范手法用力的技巧。

1. 精点力学的概念

精点：精，精准深透之意；点，即手法的作用点。精点就是寻找精准的手法力的作用点。要成为精准的手法作用点，可有四个条件：①深透到一定深度和层面；②解剖的孔窍或缝隙或筋结，内经所说的节、交、会、分理、骨属等；③经气痹阻其间，外来或内生病邪留住其间；④按摩或针刺的地方。精点力学中的力学，就是手法要通过力和力产生的能量的转换和使用达到治疗目的，手法操作必须符合力的特性，即大小、方向、作用点力学三要素三者之间的完美结合。

2. 舒筋通络的概念

筋：肌筋膜，以深层肌筋膜为主，外连筋骨，内连脏腑；络：脉络，气血所过，营养筋脉脏腑的通路，无处不在，主要调控气血液的运行，渗灌诸节。《灵枢·小针解》"经脉十二者，伏行分肉之间，深而不见"，《灵枢·经脉》"病在血，调之络"。舒：即舒展之意，恢复肌筋膜张力，增强其活性，最大限度地恢复其伸缩能力和肌筋膜间协调性。还有舒适安全之意。通：即"得气"之意，气至如通，通则痛止。通畅脉络之气血，激发经络之气，改善气血循环，增强新陈代谢。

手法舒筋具体到治疗中，就是要做到理筋为主，整复为辅，医体结合。筋、骨以及由筋骨组成的关节，主司人体的运动功能。人体筋骨强健，关节滑利，才能维持正常的起居和活动功能。《灵枢·本脏》："是故血和则经脉流利，营复阴阳，筋骨劲强，关节清利也。"同时筋还内连脏腑，稳固脏器。推拿手法可以舒筋通络、滑利骨节作用以达解除筋肉挛缩，纠正筋出槽、骨错缝及其功能失衡。有三方面：一是手法作用于局部，促进气血运行，消肿祛瘀，理气止痛，达到舒筋缓急的作用；二是推拿的理筋配合整复手法可以通过力学的直接作用来纠正筋出槽、骨错缝，达到理筋整复的目的；三是运用主动或被动运动手法，拉长或调整紧张粘连的肌肉，达到松解粘连、滑利关节的作用，如《按摩十法》提出"筋缩不舒宜多伸"。理筋按动，导引拉筋，医体结合，此为正道。

手法通络具体到治疗中，就是要做到疏通经络，行气活血。经络，内属脏腑，外络肢节，通达表里，贯穿上下，将人体的组织器官、四肢百骸连成一个有机的整体。经络是人体气血运行的通路，具有"行气血而营阴阳，濡筋骨，利关节"（《灵枢·本脏》）的作用，以调节全身各部脏腑器官的机能。各种原因导致气血不和经络闭塞，就会导致疼痛、麻木、功能受限等症状。推拿手法可直接刺激穴位或作用于经络，激发和推动经气运行，起到疏通经络、行气活血、散寒止痛的作用，即"推穴道，走经络"。按摩的疏通作用有二：一是通过手法对人体体表一定层次的刺激，促进气血运行。如《素问·血气形志》最早提出了按摩的疏通经络作用，"形数惊恐，经络不通，果能揉之，病生于不仁，治之以按摩醪药"。二是通过手法对体表一定层次的温热刺激产生的热效应，加速气血流动。如《素问·举痛论》已经有按压背俞以活血通脉的记载："寒气客于背俞之脉则脉泣，脉泣则血虚，血虚则痛，其俞注于心，故相引而痛，按之则热气至，热气至则痛止矣"；"寒气客于肠胃之间，膜原之下，血不得散，小络急引故痛，按之则血气散，故按之痛止"。疏通经络的推拿操作，主要是循经取穴，指压、按揉、叩击等手法。

3. 医患结合强化舒通

推拿手法加符合经典力学的导引拉筋，强化舒筋通络效果。伤筋后可出现筋结、筋缩、筋痿、筋强、出槽、错缝等变化，所以在临床治疗中，颈肩腰腿疼痛患者一定要重视"导引拉筋"的主动或被动的功能锻炼，手法治疗的同期配合导引拉筋的锻炼，做到"骨正筋柔"，从而达到最佳疗效。导引拉筋原则：第一，舒展到位。虽然许多体育活动都有锻炼筋骨的作用，但是多数远远未达到每个关节应伸展到的最大范围，只有当筋在伸展到最大的限度时，再轻微用力伸展一下，才能达到拉筋的效果。第二，柔稳缓和。筋是喜温、喜柔、喜缓的，在运动热身运动之后、手法治疗之后，待周身筋肉变温、变软后再进行抻拉，而且是要缓慢平稳柔和地进行，而不能猛然抻拉。第三，张弛有度。导引拉筋一个动作不可持续时间过长，要一张一弛地进行，否则会增加心脏负担，血压增高，同时影响筋肉血液循环，使代谢产物堆积，产生酸痛不适。

4. 精点力学舒筋通络的机理

无论伤科疾患还是内妇杂病，其推拿操作的作用点，都是深透到一定深度和层面的解剖的孔窍或肌筋膜缝隙或筋结处，且经气痹阻其间。这些作用点都是中医的筋、筋膜以及其缝隙处，这些组织都与肝、肾、脾、胃关系最为密切。

肝在体合筋主疏泄主藏血，脾在体合肌肉主运化主升清主统血实四肢；胃主受纳主通降为生化之源，脾胃合为后天之本；肾在体合骨主藏精生髓。疾病的发生无不在机体的筋骨脉络上产生各种各样的"不通"，产生筋脉挛缩，筋骨出槽，脉络瘀阻等病理状态。肌筋膜和脉络功能的正常与否，无不和脾胃、肝肾等脏腑相关。

通过寻找肌筋膜及脉络上的阳性反应点，实施精准痛点舒筋通络推拿法，使用如拨揉、弹拨、按压、按振、按动、滚动、叩击、导引拉伸等理筋手法为主，辅助结构调整手法治疗，缓解肌筋膜高张力，剥离粘连，消除肌筋膜内及其缝隙中血管神经的受累，从而起到舒和通的作用，同时也能强壮机体达到疏肝健脾养胃益肾之功，有治未病之意。

痛点是关键，精准力学舒筋通络是大法。

（三）推拿手法操作"力"的使用技巧

手法的刺激要深透到一定深度和层面，产生感应出现"得气"感，达到由量变到质变的积累，起到治疗作用，主要是同通过力的变换来实现的。因为人体是一个很复杂的有机整体，其内部存在着各种各样的能量代谢，而且总是处于一种动态的平衡状态。疾病发生后，机体内各系统组织的内在能量代谢发生变化，出现能量代谢紊乱，大量的有毒物质堆积，各系统组织的功能也不能协调工作，于是产生疼痛或其他各种不适反应。手法治疗属于物理疗法，手法所施的力有静止的力（如点、按法），产生一定的势能；运动的力（如推法及捏拿法）产生一定的动能，由运动产生的摩擦，可以形成热能；运动和静止结合的力（如振法），可产生动能、势能和热能。这些"能"直接或通过经络间接传入体内，可调整人体各系统组织的内能，使之重新趋于平衡。力学具有力的大小、方向、作用点三要素，在手法操作中也是十分重要的三个环节，三者不能分割开来，临床手法操作所产生的治疗效应取决于这三个要素的合理结合。

1. 力的大小要持久有力，恰当掌握手法治疗的量效关系

力的大小运用是手法的核心。由于以往对手法治疗量效关系缺乏认真的分析和研究，导致了不少医生错误地认为手法力的大小、手法刺激的强弱与治疗效果之间是一种简单的线性关系，每当手法治疗效果欠佳的时候，会自觉或不自觉地以加大手法力度、强化手法刺激强度、增加关节运动幅度来寻求疗效的提高。然而在多数情况下，这种简单的思维方式并不能带来临床疗效上的提高，相反可能对组织造成机械性损伤，出现一些异常情况，轻者影响疗效，重者可能对人体造成严重的损害甚至危及生命。手法要具有一定的力度，这包括某一具体固定部位的压力和整个治疗过程中运用的功力。所以，如何掌握手法的物理刺激量和治疗效果之间的关系，是手法临床应用规律的重要课题，对临床有普遍的指导意义。力的大小是以较小的力度达到较强的刺激量，这包括某一具体固定部位的压力和整个治疗过程中运用的功力。要领是操作过程中稳稳按住筋结，并使其变形吃上劲儿（作用点），产生较强的"得气"感，保持刺激量维持一定的治疗时间不做快速移动，标志是"得气"深沉且稳而持久。

当然，手法力量的轻重没有绝对值，也不是固定不变的，而是要根据治疗的对象、病症的虚实、施治的部位和手法的性质来决定，使手法轻而不浮、重而不滞。在医生方面，对于手法力量的运用，临床上仍难以定量施行手法操作，大体上只能根据个人的经验粗略分成轻、中、重三个等级，过轻达不到治疗效应，过重则易导致副作用，甚至医源性损伤，出现意外。在患者方面，可因各人的体质和不同部位接受刺激的阈值的不同而异，在临床上，以患者有较强的"得气"感和较轻的"得气"感来分界，当然这只是一个近似值。如慢性颈肩腰腿痛时接受刺激的力度大小：颈项肩背部最强，腰骶次之，胸背及下肢再次之。正如《厘正按摩要术》所载："宜轻宜重，以当时相机而行。"

2. 力的方向要精准稳定，始终朝向病灶的核心

手法"力"的方向和作用点，很难用一句话说清，需要施术者体会揣摩。但关键一点，就是无论是按揉、弹拨、还是拿捏等，施术者一定要感到手下有损伤组织的肥厚感、硬结感、条索感等，施术者指下感觉很踏实很实在，而不是虚无不知按什么的感觉。换句话说，手法施力要有"着力点"，手法功力的方向时刻要朝向病灶的核心。而对被施术者来说，用力的方向正确与否以出现"得气"感为标志。临床上某些人说的"针灸一条线，手法一大片的"说法是不准确的，因为这个"一大片"的概念是缺乏"方向"和"着力点"的。临床实践表明，手法操作要和治疗部位结合起来，随着不同治疗部位组织结构的特殊性和个体的差异性的不同，手法的形态要适当地变换方向和作用点，以适合被治疗部位的结构特点。否则，在不同部位进行千篇一律的手法操作，由于受力方向不同，其作用点也不同，所产生的"得气"感强弱也不一样。找准治疗点的前提下，力的方向要精准稳定，且在动态操作中始终朝向并稳稳按压住作用点，以手法使功力集中，不分散、不浪费，标志是持续按住筋结"得气"不间断。例如：

①颈椎两侧的按、揉、捏或拨，要根据颈部两侧呈斜行，且容易滑动的特点，不能垂直或相对用力，而是要朝向对侧眼球的方向斜向用力，在按揉或捏拿时存在一个向前的推力，使手法产生的功力吸定施治作用点，才能不使手法滑动而脱离作用点。

②肩胛骨内缘按揉或弹拨也不能垂直胸壁用力，要在距离肩胛骨内缘一横指的部位按住阳性反应物朝向肩胛缝内用力，才能奏效。

③捏拿法拿取的肢体部位或穴位更要准确，注意用力方向，指力要深透至肌肉深层或穴位核心，不可将皮肤和皮下脂肪拿起，否则不但不能产生"得气"感，减低疗效，还可能损伤皮表，使疼痛加重。

④力的方向切忌不要朝向骨骼，手法操作要顺着局部解剖结构特点躲开骨

突部，以关节缝隙或裂孔作为着力方向，沉稳柔和用力操作。如骶骨不得按揉骨突要尽量将力点朝向八髎穴，患者感到非常舒适，"得气"感很强，没有危险性。按揉督脉要用掌根固定在棘突上，力量要有控制，不要冲击棘突，且小幅度按揉，不可滑移，以免损伤皮肤。

3. 手法作用点要深入透达，吸定勿滑移

力的作用点要深入透达，深入深层肌筋膜病灶，标志是按到筋结出现较强"得气"感。临床除了推、摩、擦等需要在皮肤上有位移的手法之外，其他各种手法的操作一定要吸定治疗部位，动作幅度要小；否则，容易造成着力点滑移，减弱手法的作用，降低疗效，甚至造成新的损伤，出现意外。例如：

①按揉类手法：揉动时一定要紧贴治疗部位，吸定并带动皮下部位损伤的软组织一起做左右揉动动作，否则医生与患者皮肤之间易有摩擦而产生疼痛加重。揉动的幅度要小，以免过分牵张皮肤引起疼痛加重，或失去手法作用的着力点，影响疗效。

②搓法：操作时双手用力要对称、吸定，松紧适宜，搓动幅度要小，动作均匀、不摩擦，移动要慢，防止搓伤皮表。

③抖法：抖动的幅度要小，用力要由下向上，频率可稍快，不可屏气，防止因幅度过大损伤关节韧带。

④振法：操作时力量要集中于指端或手掌上，着力稍重，吸定治疗点，不可滑移。振动的幅度小而频率快，使施治局部有振颤感、轻松感和微热感。本法是以力以气施振，施术者手不可离开施治部位，否则由于幅度过大而与叩击法无异，或失去治疗点影响疗效。

⑤拨法：按而拨之，即先按压阳性反应物并吸定，待压力深透到某一深度后，沿垂直方向来回拨动，拨动时指下应有弹动感。力点要固定，否则会滑移搓动，失去作用点。拨动幅度要小，幅度过大易致皮肤及软组织损伤。

⑥扳法：如颈椎扳法操作时，对作用点要有控制，不宜大幅度的旋转及做过快的旋转动作，对颈椎严重退变失稳者，操作更应减小旋转的幅度和力量，以提高手法的安全性。可让患者自行将头向一侧旋转，当旋转至最大限度时，稍为停顿一下，随即施术者控制好作用点，两手同时用力做相反方向的扳动，扳动幅度要有控制（5°~10°）。

⑦摇晃腰椎法：医生可双手相叠用掌根在脊柱两旁骶棘肌做有节奏的推揉，同时使腰段脊柱左右摇晃，达到放松腰肌，恢复小关节解剖关系之目的。操作

时手法一定要吸定在着力点,也就是先按压患部骶棘肌,待有一定的压力的基础上再进行推揉,即一边有力地按揉腰肌缓解肌痉挛,一边摇晃腰椎纠正小关节紊乱。不可只是一味地左右摇晃腰椎,而忽视了按揉损伤腰肌。这个着力点可以是痉挛的肌肉,也可以是压痛点或偏歪的棘突侧旁。

三、恰当地选择手法施治部位或穴位

（一）手法施治部位或穴位的特异性是手法施治的关键

在正确诊断的前提下,一个合理规范的手法治疗决定于两个要素：一是手法作用的性质和量。也就是说,医生一定要选择适合患者体质和病情的手法、有效的刺激量及合理的手法操作；二是被刺激部位或穴位的特异性。也就是说,手法作用的部位,即治疗部位一定要选择准确。正确的治疗部位,就是病灶所在部位,因为这些部位可有肌纤维断裂、韧带剥离、软骨挫伤等急性病理变化,也可有创伤性炎症所造成的软组织粘连、纤维化、疤痕化等慢性病理变化。临床通过各种手法对压痛点给予恰当治疗,可有效集中手法力能产生最佳作用,使病变组织产生最佳的生物效应,达到最佳治疗效果,这些病理变化大部分可以消除,疼痛和压痛也就随之消失。如果治疗点选择不准确,就不能产生良好的生物学效应,没有"得气"感,医生就自觉或不自觉地扩大手法操作部位、加大手法力度强化刺激强度和延长手法操作时间来寻求疗效的提高,从而导致手法力能的任意和无序释放,如此不仅会消耗医生的体力和时间,而且不能集中手法力能产生最佳作用,还可能引发各种干扰反应,最终达不到好的疗效,甚至发生手法意外。

手法治疗的理论基础之一是经络学说,手法的施术部位应以经络、穴位为主,如离开了经络、穴位,会大大降低治疗效果。《黄帝内经》有"以痛为俞"的理论。俞,也是疾病在体表的反应点,在此我们不能片面地理解为阿是穴,"以痛为俞"的意思是说,取有压痛反应的部位作为治疗的腧穴,这里的腧穴泛指阿是穴、十四经穴、经外奇穴以及手法特定穴。不管是什么疾病,都会在一定的点、面或线路上反映出一定的变化。这些反应点,在急性损伤性疾病诊治中较容易找到,而大多数慢性损伤性疾病、内外妇儿等各科杂病,其体表的反应点,有的在病变所属的经络循行路线上,有的则没有一定的规律,尤其是对某些复杂的疾病,更是难以寻找。但由于这些反应点恰恰与疾病之间有

着某种最直接的关系,在这些点上进行手法施治往往能起到意想不到的效果。"以痛为俞"手法关键是找得准、按得着、方向对、力度好。治疗作用点找得越准、方向越好,手法需要的力度就越小,产生的手法功力和效应却很大。因此,要很好地理解痛点的病理表现形式。

(二)压痛点的病理表现形式

在阿是穴、十四经穴、经外奇穴以及手法特定穴中,尤以阿是穴最为重要。在手法治疗中抓住原发性压痛点,是舒筋通络、解痉止痛的关键。找到了原发性的压痛点,就确定了病灶所在,同时也确定了手法操作的治疗点。正如《医宗金鉴·正骨心法要旨》所载:"因跌仆闪失,以致骨缝开错,气血郁滞,为肿为痛,宜用按摩法。按其经络,以通郁闭之气,摩其壅聚,以散瘀结之肿,其患可愈。"大多数反应点(压痛点)既是损伤的部位,也是治疗的关键部位。因此,要仔细寻找,力求准确,但不要被大范围的扩散痛和传导痛所迷惑。在这里不要把压痛仅仅理解为按之疼痛,临床有很多的病理表现形式,常见的有五种:

1. 痛觉过敏

手指轻压,患者即觉锐痛或酸麻痛胀,有时亦可循经或循着一定的路线传导一定的距离。主要是浅筋膜、腱膜、肌腱、肌腹及肌肉起止点的拉伤。

2. 痛性结节

痛性结节在慢性劳损性软组织损伤中的发生率特别高,其解剖层次多在深筋膜层,患处能触到结节状物,压之酸痛,质地柔软,表面光滑,活动度好,与周围组织界限清楚。产生原因尚不十分清楚,可能是增生肥厚的筋膜与其下方紧张痉挛的肌肉的复合体。

3. 条索状的反应物

这也是慢性软组织劳损的一个特殊体征,其解剖层次亦多位于深筋膜层,压之明显酸胀疼痛,有时向远或近端放射,包块为增生的纤维结缔组织,在关节周围需注意与肌腱及韧带区别。

4. 弥漫性僵硬

患处能触到一定范围的肥厚、饱满、僵硬感,压之酸胀舒适,可与健侧相比较,解剖层次亦在深筋膜层,主要是筋膜张力增高或纤维化造成。

5. 痛觉减退

少数慢性疾病，在行触诊检查时，未见明显阳性变化，甚至感觉减退，待按揉片刻后逐渐出现酸胀麻木并有舒适感。病情较久，病灶较深者，组织变性明显者较易出现，亦多在深筋膜层。

总之，重视诊断、辨证施治、合理操作是骨伤手法治疗特色和优势所在，正是这些优良的治疗技术和良好的治疗观念，才使我们能自立于世界医学之林。所以，要使脊柱和四肢骨关节损伤的治疗达到以最轻巧的力来实现，手法应符合安全、简单、省力、规范的标准，这就要求我们一定要加深手法作用机理的研究，引入现代医学生理病理学以及生物力学原理，从人体的生理需要入手，研究及应用符合人体生理病理需要的手法，从而加快手法治疗由经验型向科学型过渡，减少和避免手法意外发生，保证患者身体健康。当然，目前人们对手法治病的科学认识，问题仍旧多于答案，基础研究落后于临床研究，此有待于今后进行深入探索。

第二节　推拿治疗中骨正与筋柔关系的处理

一、经典文献有关骨正与筋柔的论述

临床对于颈肩腰腿痛的治疗，常有到底是先理筋还是先正骨的争论，让年轻医生非常纠结。"骨正筋柔"一词出自《黄帝内经》，《黄帝内经·素问·生气通天论》载："是故谨和五味，骨正筋柔，气血以流，腠理以密，如是则骨气以精。谨道如法，长有天命。"从原文不难看出，《素问·生气通天论》通篇讲解的不是疾病的治疗法则，而是养生治未病的法则，"骨正筋柔"指的是平时日常生活的一种状态，坐卧立行要保持"骨正筋柔"。"骨正"和"筋柔"是两个名词，指的是健康状态下无论静止还是运动都要保持骨骼端正、筋肉柔韧，而不是疾病发生后医生施以正骨治疗后筋才柔顺柔韧。

在生活和工作中，由于长期保持各种不良的姿势和习惯，加之不注意养生，寒邪长期客于经筋，使肌筋膜出现了各种不柔顺和不柔韧，肌肉的伸缩性和肌肉间保持连接筋膜的滑动及协调性就出现问题，久而久之，这些肌筋膜就会痉挛、粘连、变性，左右或前后伸缩性不一致，无法做到力学上的平衡，脊

柱和肢体出现了各种的"筋不柔骨不正"现象，于是头颈倾斜、脊柱侧弯、高低肩、长短腿、骨盆失稳等，就连走路姿势都会出现变化。

那么，解决问题的方法是先理筋还是正骨呢？我们以《医宗金鉴·正骨心法要旨》中的有关论述来理解手法治疗中"理筋"与"正骨"的关系。这本书是有关正骨治疗的经典，至今还在指导我们的临床实践。其对理筋和正骨有一段经典论述："背者，自后身大椎骨以下，腰以上之通称也。其骨一名脊骨，一名膂骨，俗呼脊梁骨。其形一条居中，共二十一节，下尽尻骨之端，上载两肩，内系脏腑，其两旁诸骨，附接横叠，而弯合于前，则为胸胁也。先受风寒，后被跌打损伤者，瘀聚凝结，若脊筋陇起，骨缝必错，则成伛偻之形，当先揉筋，令其和软；再按其骨，徐徐合缝，背膂始直。"可以理解为，对筋伤性疾患，所谓"筋出槽、骨错缝"，首先通过"揉筋"办法让"瘀聚凝结"的筋变软，恢复正常，然后通过"正骨"去让"骨缝必错"骨骼恢复正常的位置。所以"理筋为主，辅以正骨"，可以作为筋伤的一般治疗原则。

民间"正筋先正骨，骨正筋自疏"的原则，可作为伤科临床特殊情况下的特殊治则，用于脊柱四肢关节以脱位为主要矛盾的软组织损伤的治疗。

二、以颈椎病治疗为例，阐述理筋促正骨手法的优势

从病因学看，慢性劳损者是本病最重要的外因，主要是长期从事低头伏案工作的人，颈部的负荷过度，颈椎周围软组织长时间处于过度疲劳状态或不良的姿势等，使颈椎周围各种韧带及其他附属软组织发生紧张、痉挛、肥厚、纤维变性等。也就是说，颈部周围软组织的弹性和伸缩性明显下降，进而对颈椎的保护性加强明显减弱，无形中增加了对颈椎的压力，造成颈椎间盘、后关节、钩椎关节等逐渐损伤，从而破坏了颈椎结构的稳定性，最终促使颈椎发生代偿性骨质增生出现骨刺，或颈椎失稳出现各种错位、生理曲度改变出现变直反弓或成角等。

从治疗上看，提倡理筋为主，对于骨骼的一些结构变化，多数情况不要直接去正骨纠正，如过分重视正骨，忽视了筋肉的力量，即使是正骨了，也不会很牢固（电线杆理论）。应用理筋手法作用于软组织，能缓解肌肉和血管痉挛，解痉止痛，改善局部血液供应和肌肉的营养代谢，加速代谢产物的清除，促进病变组织修复，从而重建或恢复颈椎软组织的力学平衡。而一旦肌

肉等软组织恢复了正常活性、弹性和伸缩性，会变得非常有力量，其力学关系恢复平衡，脊柱的失稳结构就能自然地、逐渐地得到有效的矫正和恢复，而且疗效非常稳定。必要时，可整复为辅，通过手法牵引和一些小幅度轻巧的运动类手法以扩大椎间隙和椎间孔，并使椎体错位者复位，使失稳的脊柱恢复正常生理曲度，从而缓解或消除对临近组织的压迫，达到疗效和安全并重的目标。

当然，需要提示大家的是，要缓求效，符合疾病的发展规律。临床只有少数简单的疾病康复较快，而大多数疾患的发生、发展及康复，需要一个过程，几乎不能做到几次手法就能戛然而止，即使几次治疗明显改善者，疗效亦是不太巩固。因此，缓求效比较对符合疾病发展规律，一味通过较大幅度的运动类手法整复复位确实起到一定的作用，但是试图通过几次被动手法快速恢复脊柱、关节的力学平衡是不恰当的。因为脊柱力学关系的改变是在一个较长的时间逐渐形成的，所以其理顺和复位也需要一个过程，不可能快速恢复平衡。

三、从医疗安全需要看骨正和筋柔的关系

安全需要，一是出于医疗质量需要，推拿应该在保证安全的前提下，尽可能提高疗效，而不是一味地追求疗效而忽略潜在的风险；二是出于保护医者自身的需要，我们尽最大可能解决患者病痛的同时，有保护自己的意识。推拿临床慢性病居多，缓求效，稳求效，不追求速效非常重要。临床实践中以及推拿文献中，经常会遇到或看到很多患者或因诊断问题，或因手法失当，如在做某项重手法，或手法不重但动作过快手法，或在手法结束时加用运动关节类手法，导致病情加重，或致原有的疼痛加重，或出现新的症状，如手麻腿麻、肢体无力，或晕倒住院，或关节肿胀，或骨折脱位，或致瘫，或危及生命，等等，医患麻烦缠身，耽误很大精力和财力。

关于手法意外，文献报道以运动关节类手法失误致伤最多，所以要谨慎使用正骨手法，防止出现"蠕变效应"，导致脊柱关节稳定性下降，以及关节间肌筋膜拉伤，出现各种不适症状。从患者方面看，手法后出现不适症状者，很多有抑郁倾向，或心思很重，心眼较小的人群，其对自己出现的任何反应，哪怕是正常的手法后反应，都会自觉或不自觉地放大感受，很难解释清楚，尤其是在操作者使用了运动关节类手法之后，更是只往坏处想。临床很多时候，

"柔稳理筋＋导引牵伸"，医体结合，足矣。很多出过意外问题的医生告诉笔者："我记住那个声音了，现在想想骨头都是酥酥的！"

在此需要提示大家的是，临床治疗要"理筋促正骨，骨正则筋柔"，且"柔稳理筋，缓慢理筋，缓图正骨，适时正骨"。

四、脊柱整复类手法的原则

1. 行扳法前要明确诊断。
2. 要在关节周围软组织和患者心理两个方面均充分放松的状态下进行操作。
3. 扳法不是一种大幅度的被动运动，不能在不确定位置的情况下使用。如需调整胸椎，两侧力量一定要均衡一致，否则易致肋骨骨折。
4. 扳法以听到有弹响声为佳，但切不可强求有弹响声，要适可而止。
5. 病理性棘突偏歪，症状表现、临床检查以及影像学的证据，是医生施以旋转复位手法的可靠依据。

第五章　颈肩腰腿部疾患运动拉筋手法

　　拉筋，即利用人体的体重加上施力的起仰角度改变，把人体的体重转化为拉筋的力量，充分帮助人体全身筋脉拉伸舒缓的方法。正确的拉筋方法能使身体气血通畅，达到"骨正筋柔，气血自流"的效果。

第一节　颈肩背部疾患运动拉筋手法

一、颈肩背部疾患的特点

1. 颈肩背部疾患都有不同程度的头颈旋转仰俯功能受限。
2. 颈肩背部肌肉广泛的紧张板紧僵硬。
3. 肩关节各方向活动不利。
4. 由于颈肩背部解剖结构的特异性，很多痛点、肌筋膜挛缩处、粘连处等，按揉类手法不能直达病所。
5. 圆肩、驼背、头前倾——上交叉综合征。

二、引起颈肩背疾患身体姿态异常的机理

1. 肌筋膜粘连、肌筋膜伸缩性明显下降。
2. 颈、胸椎曲度变化。

三、颈肩背部疾患推拿手法治疗后运动拉筋的必要性

1. 运动、拉伸，解除粘连，增强肌筋膜活动能力。

2. 使拉伸力量到达按揉类手法功力不能达到的粘连、挛缩的经筋之处。

四、拉筋手法的操作要领

由于肌肉筋膜在伸展时间较为充分的情况下，才能达到筋肉持续的拉长，所以拉筋治疗要做到缓慢、舒展、柔和、持久。

五、拉筋手法的禁忌

脊柱和上肢骨折尚未愈合、颈椎严重滑脱失稳、椎体骨质增生形成骨桥、后纵韧带骨化、严重的神经根型颈椎病、脊髓型颈椎病、急性软组织损伤等。

六、运动拉筋手法

（一）拔伸推按法（臂丛神经、冈上肌）

1. 方法（以左侧为例）

患者坐位，医者站在患者左前方，左手扶住患者左头侧，右手握住患者左手2～5指，肘后部顶住患者肘窝部。令患者屈肘，医生左手推按患者头部，右手同时向相反方向用力，推按6～7次，亦可同时令患者主动作轻柔屈伸及转动头颈。叩击法放松肩部软组织。拉筋操作30秒为一组，中间间歇10～15秒，继续按此方法操作3～4组，结束。

2. 作用

可被动牵拉臂丛神经、冈上肌、上斜方肌、胸锁乳突肌等，对于颈及上肢部软组织僵硬、酸胀疼痛，可起到缓解痉挛、松解粘连作用。主要用于神经根型颈椎病。

3. 注意事项

牵引力不可过大、过猛，要在患者能耐

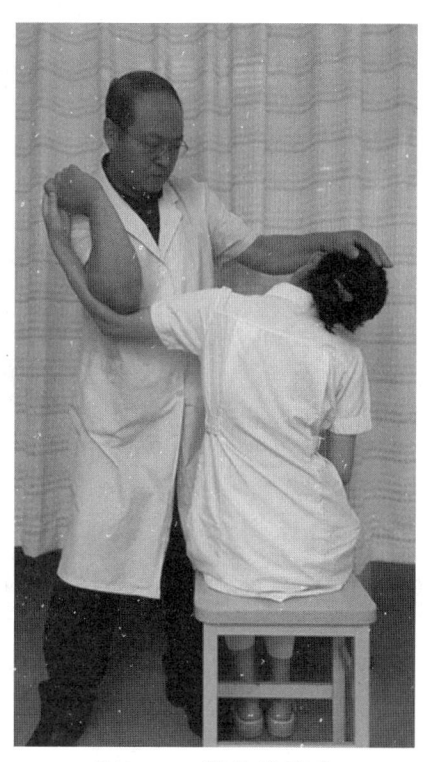

图 5-1　拔伸推按法

受的情况下缓慢多次逐渐增大幅度。操作时患者颈侧方、冈上部有明显的牵拉感、舒适感为佳。

（二）上臂内收拉筋法（大圆肌、小圆肌）

1. 方法

患者坐位，患肩向前抬起，屈肘置于胸前，医者站在患者身后，一手扶患者肩背部以固定上身，一手托住患侧肘部，使肩关节极度前屈内收，并轻柔抖动，或摇动肩关节。拉筋操作 30 秒为一组，中间间歇 10~15 秒，继续按此方法操作 3~4 组，结束。

2. 作用

可有效牵拉冈下肌、大圆肌、小圆肌、腋神经。

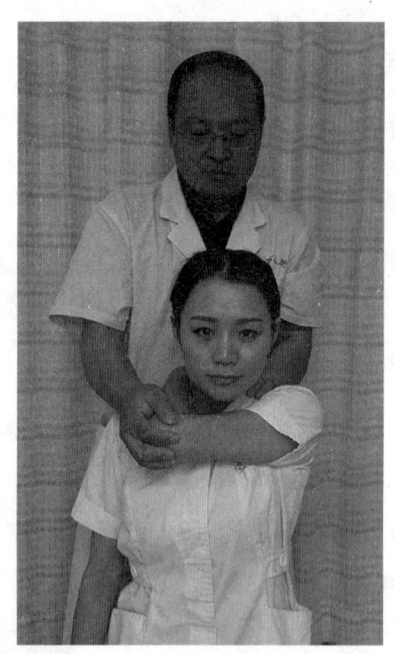

图 5-2　上臂内收拉筋法

（三）上臂上举拉筋法（肱三头肌、大小圆肌）

1. 方法

患者端位，患肩屈肘上举抬起，屈肘置于脑后，医者站在患者身后，一手扶患者肩背部以固定上身，一手托住患侧肘部，使肩关节极度内收内收，并轻

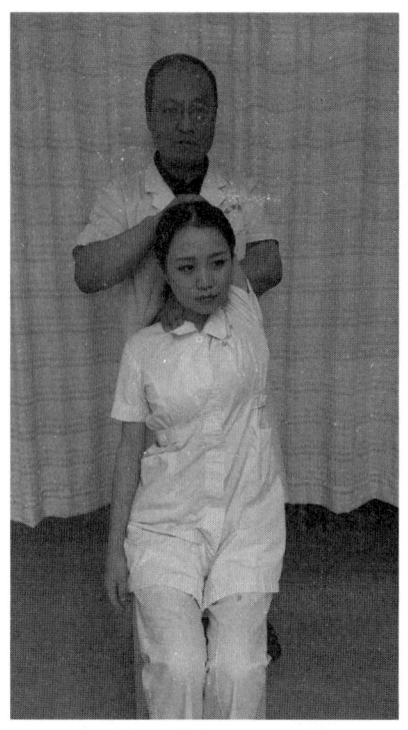

图 5-3　上臂上举拉筋法

柔抖动,或摇动肩关节。拉筋操作 30 秒为一组,中间间歇 10～15 秒,继续按此方法操作 3～4 组,结束。

2. 作用

可有效牵拉冈下肌、大圆肌、小圆肌、腋神经。

(四) 旋颈拉筋法(斜角肌、胸锁乳突肌、颈阔肌)

1. 方法

患者坐位,双上肢屈肘置于背部,并尽量沿脊柱上抬,令患者自然挺背抬头。医生站在患者身后,腹部顶在患者后背以固定上身,一手扶同侧肩前部,一手托住对侧下颌,使患者头颈部做或左或右的旋转运动,运动幅度尽可能大些,当旋转至最大限度并感到被牵拉侧颈肌有明显牵拉感时,可停留 5 秒,以加强刺激,然后缓慢还原。拉筋操作 30 秒为一组,中间间歇 10～15 秒,继续按此方法操作 3～4 组,结束。

2. 要领

旋转时速度宜慢,旋转方向应左右交替进行,左右各 5～10 次。亦可配

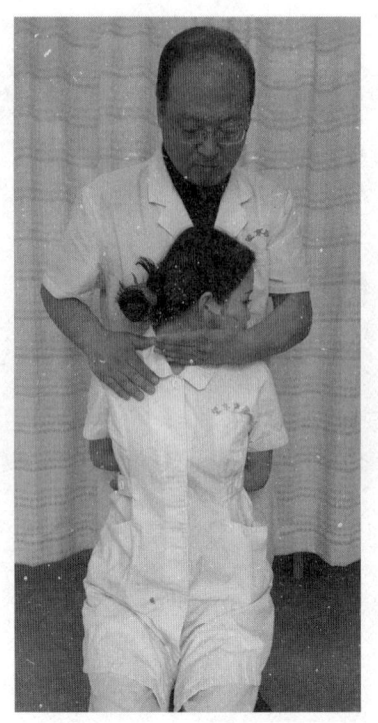

图 5-4　旋颈拉筋法

合呼吸，旋颈时吸气，还原时呼气。

3. 作用

可被动牵拉斜角肌、胸锁乳突肌、颈阔肌、上斜方肌、冈上肌、臂丛神经等。

（五）耸肩挺背拉筋法（菱形肌、斜方肌中下束）

1. 方法

患者坐位，双上肢自然下垂。医者立于患者身后，两手扶住患者双肩外侧，用力将双肩同时上提，并向后转肩，令其用力挺起后背，尽量将两侧肩胛骨向中间靠拢。缓慢进行，待肩胛部感到酸胀时，可停留数秒，以加强刺激。动作各做 3～5 次。拉筋操作 30 秒为一组，中间间歇 10～15 秒，继续按此方法操作 3～4 组，结束。

2. 作用

此手法可以充分牵拉肩胛胸壁关节相关肌筋膜、菱形肌、斜方肌中下束。对肩关节牵拉相对较弱。

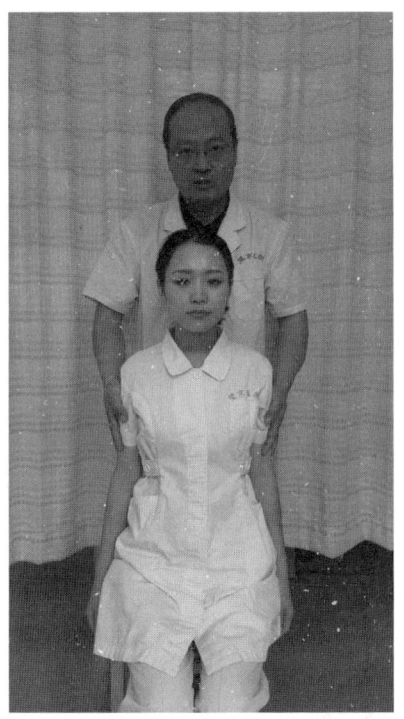
图 5-5-1 耸肩挺背拉筋法

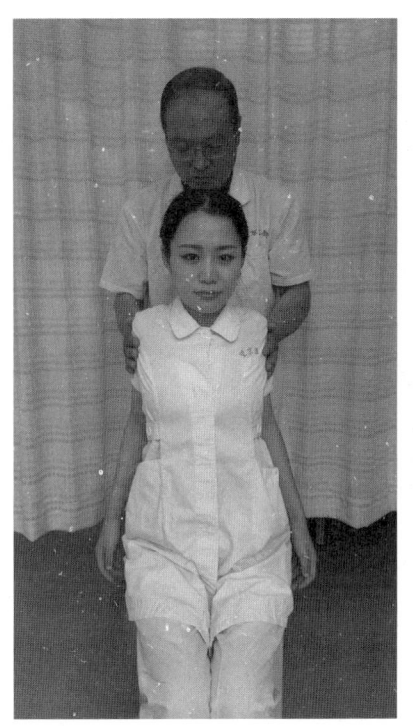
图 5-5-2 耸肩挺背拉筋法

（六）转动双肩法（菱形肌、斜方肌中下束、肩关节）

1. 方法

患者端坐于方凳上，屈曲肘腕，五指扶于肩部，挺胸抬头，伸展胸背部。医生扶住患者双肘做肩关节向上向后环行旋转，30次。转动幅度尽量大些，医生可以适时扶住患者肘部，尽量使肩胛骨相互靠近，此时患者肩胛下有明显的酸痛舒适感，可停留5秒，加强刺激。医生助力以5、4、3、2、1读秒的速度缓慢下降患者上肢至身体两侧。拉筋操作30秒为一组，中间间歇10~15秒，继续按此方法操作3~4组，结束。

2. 要领

开始时动作要缓慢，呼吸要均匀自然。做旋转摇肩时，头颈胸背一定要挺直伸展，使治疗后肩关节及肩胛胸壁关节有酸胀发热感、舒适感。

3. 作用

此手法可以充分牵拉肩关节和肩胛胸壁关节相关肌筋膜、菱形肌、斜方肌中下束。对肩关节牵拉亦有较强的作用。

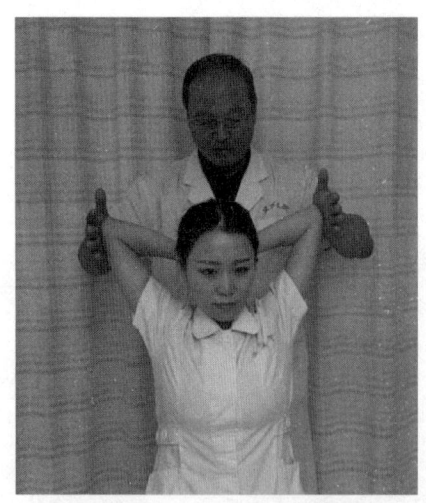
图 5-6-1 转动双肩法

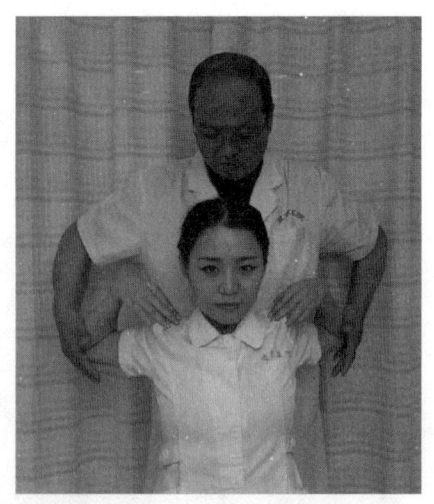
图 5-6-2 转动双肩法

(七)背部拉筋法(背阔肌)

1. 方法

患者端坐于方凳上,令患者一手过头向后并屈肘,另一手握住自己肘上部。医者立于患者身后,一手扶住患者同侧肩部或双侧下肢以保持患者身体

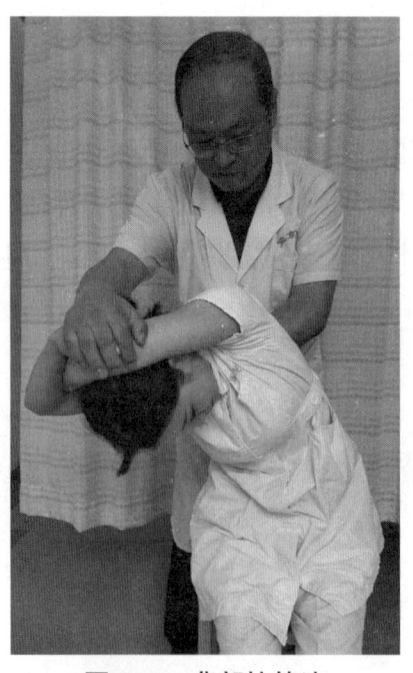
图 5-7 背部拉筋法

平衡，另一手和前臂按住患者肘和后头部，逐渐用力拉伸肩关节，身体左右侧倾、前倾、扭转，可最大化拉伸背阔肌。拉筋操作30秒为一组，中间间歇10～15秒，继续按此方法操作3～4组，结束。

2. 要领

每个动作配合呼吸加深10～15秒，重复2～3次，然后对侧拉伸。

3. 作用

主要拉伸背阔肌。

（八）伸臂扩胸法（胸肌、菱形肌、冈下肌）

1. 方法

患者站立，或患者端坐于方凳上，双脚分开与肩同宽，保持背部挺直，患者两上肢向前抬起呈90°，掌心相对。医者立于患者身后，双手自上内侧托住患者同侧上臂，令患者缓慢扩胸至最大限度，先停留5秒，然后助力以5、4、3、2、1读秒的速度缓慢下降患者上肢至身体两侧。可重复3～5次。拉筋操作30秒为一组，中间间歇10～15秒，继续按此方法操作3～4组，结束。

2. 作用

伸展胸部肌肉、菱形肌、冈下肌、斜方肌中下束。

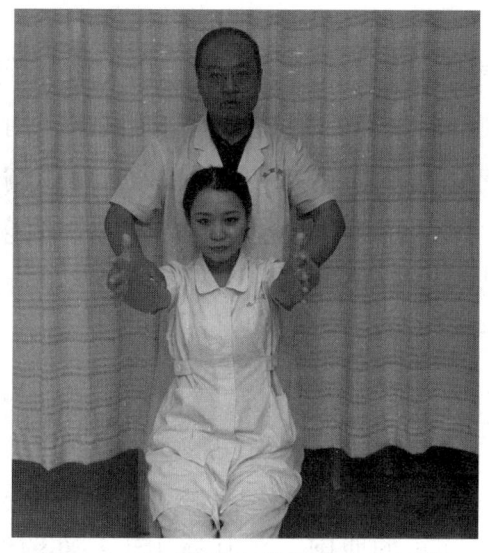
图 5-8-1　双臂向前抬起与肩平行

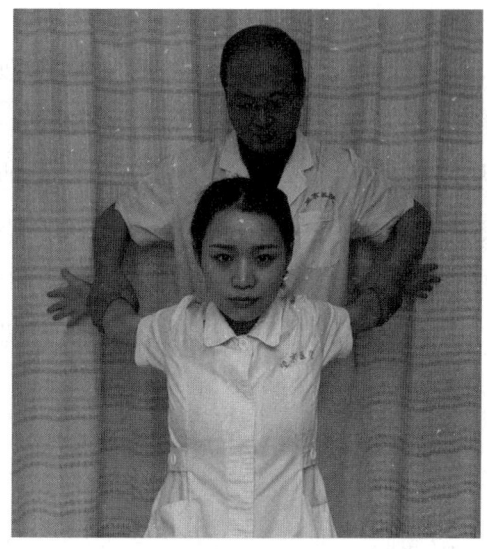
图 5-8-2　双臂向后抬起于身体两侧

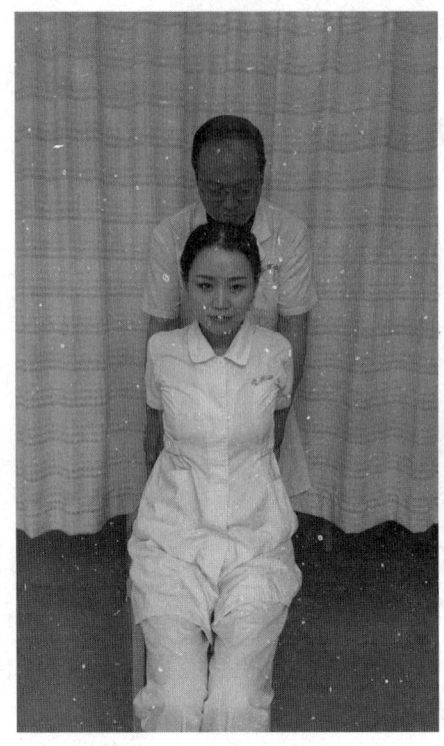

图 5-8-3　伸臂扩胸法

（九）举臂扩胸法（胸大肌、胸小肌、前锯肌）

1. 方法

患者端坐于方凳上，先双手向前双肩上耸运动，接着双手十指交叉置于后头部。医者站在患者后方，用膝部或一侧髂骨前棘部顶在患者肩胛间区，用双手从患者前侧搭在双肘关节上，轻柔地向后上方向牵拉，使患者做挺背扩胸伸头动作，以牵拉胸肋部紧张之肌肉。当牵拉至最大限度遇有阻力，在患者能耐受的情况下保持 30～60 秒。或拉伸时吸气、放松时呼气，反复操作 10～20 次。放松后肩部旋转 2～3 次，以缓解紧张及疼痛。

2. 注意事项

肩关节习惯性脱位患者禁用。

3. 作用

拉伸胸大肌、胸小肌、肋间肌、胸椎间短的肌肉，尤其适用于头部前伸、双肩前耸，或高低肩患者。

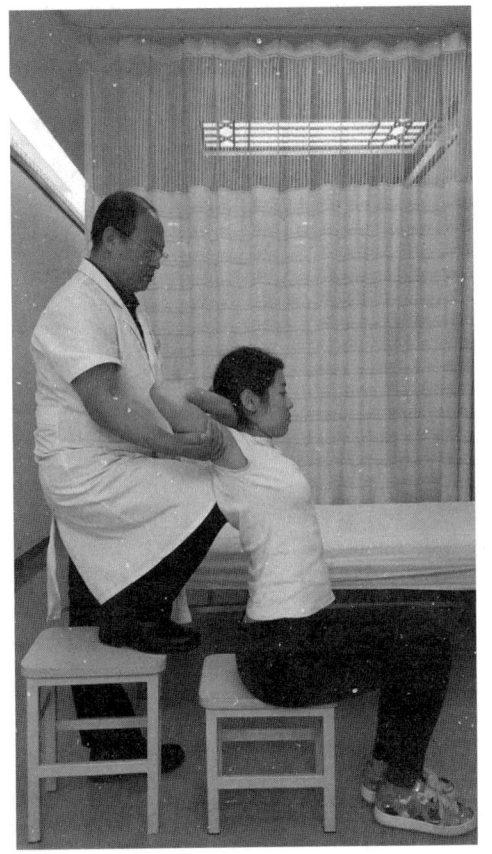

图 5-9 举臂扩胸法

（十）前伸旋转拉筋法（头半棘肌）

1. 方法

患者端坐于方凳上，肩部放松，双手相握置于腰背部，双眼平视正前方。令头颈向右前下方伸展，眼看前下方地面，医者可以一手扶左肩，一手扶头左侧后部稍加助力，以增加牵拉幅度，当头颈部伸展到位后要保持该姿势5秒钟，缓慢还原。然后向左前下方做同样动作。可伸展时吸气，还原时呼气。拉筋操作30秒为一组，中间间歇10～15秒，继续按此方法操作3～4组，结束。

2. 要领

此动作患者颈后部肌肉要有被牵拉感，动作要柔和缓慢。

3. 作用

牵拉头半棘肌、肩胛提肌，对低头时胸背部有牵拉疼痛感者尤其有效。

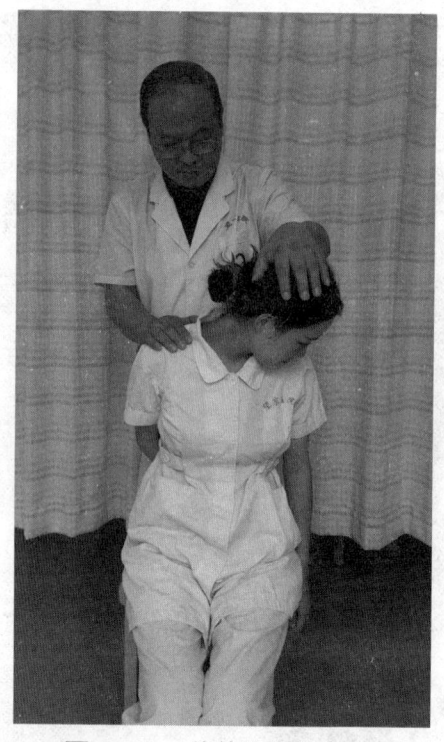

图 5-10 前伸旋转拉筋法

（十一）侧屈拉筋法（上斜方肌、肩胛提肌）

1. 方法

患者端坐于方凳上，肩部放松，双手置于身体两侧，双眼平视正前方。医者立于患者后方，把患者左手置于后枕部，用左手绕过患者左肘关节，以肘窝护住患者左肘，左手按压在患者左侧头部，缓和推按，使患者左肘及头颈同时向左侧屈曲，至右耳与右肩部尽量相靠拢，停留 5 秒后慢慢还原。然后向右侧做同样动作。可配合呼吸，屈曲时吸气，还原时呼气。拉筋操作 30 秒为一组，中间间歇 10~15 秒，继续按此方法操作 3~4 组，结束。

2. 要领

动作应缓慢、柔和，要量力而行，对老年人要求尽量向两侧屈曲，以舒适为度，不强求做到耳与肩相贴。

3. 作用

牵拉上斜方肌、肩胛提肌、胸锁乳突肌和斜角肌。对经常低头工作致颈后及两侧酸痛、活动不利者，可缓解颈项部肌肉疲劳酸痛，增加颈部活动度。

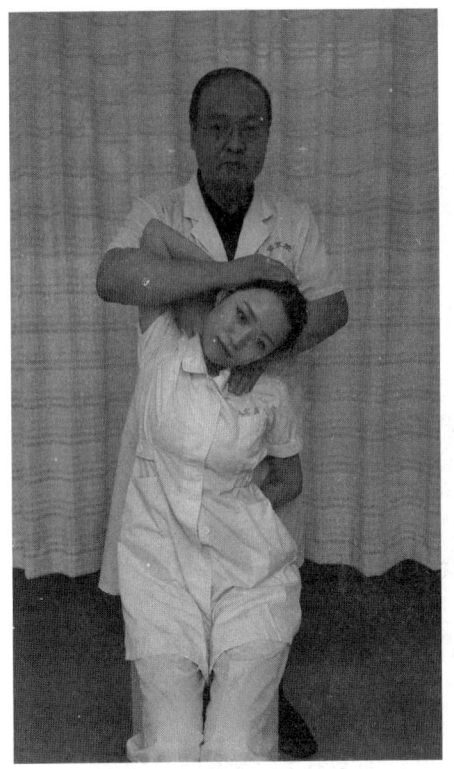

图 5-11 侧屈拉筋法

（十二）旋提拉筋法（椎间韧带）

1. 方法

以左旋为例。用左前臂置于患者颌下，手掌绕过对侧耳后扶住枕骨部，右手依触诊检查手法及 X 线所见，确定颈椎病变位置分为：上段（颈 1、2），中段（颈 3、4），下段（颈 5、6、7）。根据病变部位不同，将颈椎置于不同位置。上段病变，将头颈屈曲 15°；中段病变，将颈椎置于中立位即 0°；下段病变，将颈椎屈曲 30～45°（此为最大应力位置），患者颈椎固定位置后，医生右手虎口托住枕部。然后让患者自行将头向左侧旋转，医生向上牵引并旋转，使病变间隙充分张开，当旋转至最大限度达到有固定感时，保持牵引力 5～10 秒，充分拉宽椎间隙，此时亦可小幅度纵向一松一紧提拉抖动。拉筋操作 30 秒为一组，中间间歇 10～15 秒，继续按此方法操作 3～4 组，结束。

2. 作用

拉宽椎间隙，拉伸椎间小韧带，纠正颈椎生理弧度、侧弯和关节紊乱。

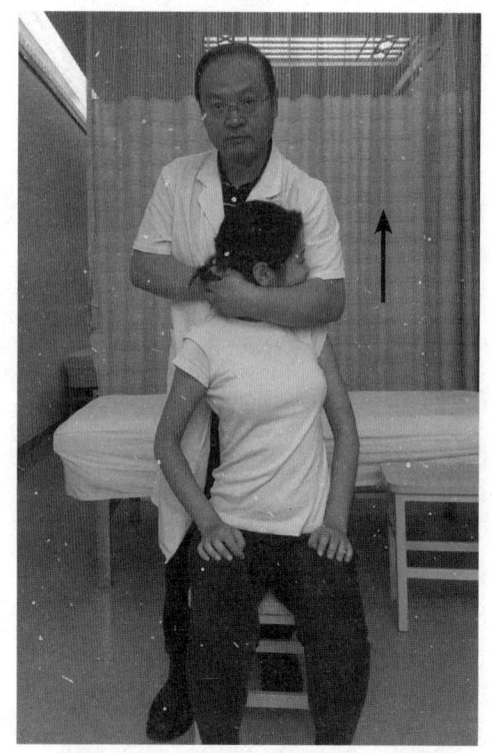

图 5-12 旋提拉筋法

第二节 腰腿部疾患运动拉筋手法

一、腰腿部疾患运动拉筋的必要性

1. 动作姿势

我们知道,诱发腰腿痛的原因有很多,其中不良的姿势就是一个很主要的原因。因此,要预防腰酸背痛,先要从改变自己的不正确姿势开始,拉伸不平衡之肌筋膜最为重要。

2. 频繁腰伤

很多体力劳动者、运动员或不经常参加体力劳动的人,常会因为动作的不协调(如抬重物、弯腰、转身、失足、滑跌等)而导致急性腰扭伤。因此,这些人平时一定要多加小心,不要以为偶尔的腰扭伤没什么大事,等有了大问题就难治了。急性损伤愈后的运动拉筋能有效防止再损伤,或预防急性迁延不愈转为慢性腰腿痛。

3. 固定姿势

长期保持一个姿势的人,可造成腰背部肌肉过分疲劳,最容易造成慢性腰痛。比如说,经常上网的人、上班族、司机、教师、学生等。因此,工作或学习一段时间一定要变换姿势,多活动,拉伸肌筋膜。

二、拉筋手法的作用

练功可纠正因疾病造成的不正确姿势,增强腰背肌力量,使腰腿部肌力相对平衡稳定,逐渐恢复正常功能。主动拉筋锻炼对腰背痛的恢复有较明确的效果,被动运动效果相对较差,有医生辅助加力的拉筋手法具有极好的康复效果。

三、运动拉筋手法

(一)抱膝屈腰、滚腰拉筋法

1. 方法

此为下肢连同躯干的屈伸运动。

(1)抱膝屈腰拉筋:患者仰卧床上,缓慢用力屈膝屈腿,然后两手抱住双膝做屈腰锻炼。条件允许可做抱膝滚腰锻炼。

(2)抱膝滚腰拉筋:患者俯卧位于床上,双膝屈曲,双手抱膝尽量紧贴胸部,滚动身体,持续片刻,然后双腿伸直,拉筋操作30秒为一组,中间间歇10~15秒,继续按此方法操作3~4组,结束。

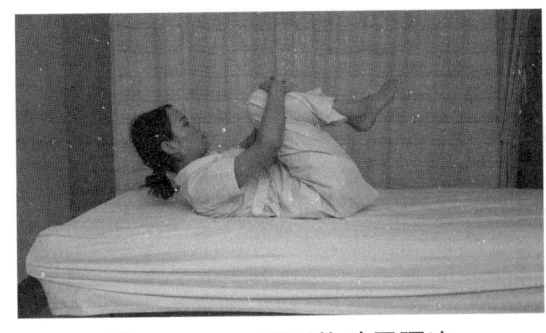

图 5-13-1 双手抱膝屈腰法

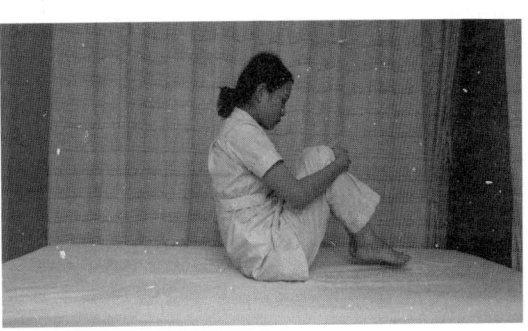

图 5-13-2 双手抱膝滚动法

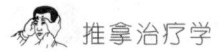

2. 作用

舒筋通络，牵拉背部肌肉及下肢肌肉，激活核心肌群，改善腰痛患者动作模式，重新建立腹压。用于防治慢性腰痛。此动作是下肢连同躯干的屈伸运动拉筋法，患者可以自行主动进行拉筋练习，亦可医者立于床旁辅助加力，加强拉筋效果。此动作脊柱承受一定的压力，老年严重骨质疏松者慎做。

（二）飞燕点水拉筋法

1. 方法

此为俯卧位上下肢背伸锻炼。患者将两手置于躯干两侧，先抬头后抬腿。待腰部力量加强后再两手贴在身体的后腰部，抬头挺胸，同时两髋以及下肢伸直抬起，使腰部尽量后伸，如"燕儿飞"状。老年人可以两侧上下肢交叉过伸进行锻炼。拉筋操作30秒为一组，中间间歇10～15秒，继续按此方法操作3～4组，结束。

2. 作用

练习背肌和脊柱后伸，强健腰肌，可防治慢性腰痛。

（三）直推抬高及蹬车法

1. 方法

此为躯干静态下的下肢锻炼。

（1）主动锻炼：患者仰卧位，躯干不动，下肢做交替或同时的屈伸、直抬等，以锻炼腰肌、股四头肌，有利于股四头肌（即大腿前方肌肉群）萎缩患者的恢复。将大腿、小腿都完全伸直，下肢抬高至足跟离开床面约25厘米处，在这个姿势上保持5秒钟，然后慢慢放下，如此是一个标准动作。每次锻炼至少要做这样的动作20～50个，每天最少做4次这样的练习动作。每天的锻炼的总数是不低于200个动作。拉筋操作30秒为一组，中间间歇10～15秒，继续按此方法操作3～4组，结束。

（2）被动锻炼：直腿抬高时，脊柱承受较大的压力，术后患者可以在别人的帮助下被动锻炼为妥。

2. 作用

此动作主要活动膝关节及伸展下肢肌肉、神经。

(四)仰卧起坐法

1. 方法

此为下肢固定的躯干锻炼。

(1)仰卧全起坐:患者仰卧位,两手向上逐渐坐起,两手尽力向前触摸足尖,反复十数次、数十次或更多。运动量以自己能承受为度。

(2)卷腹训练:两手置头后或腹部两侧,做仰卧起坐锻炼。做此动作时只起到背部离床面即可,太高则腰椎承重大,而腹肌作用小。拉筋操作30秒为一组,中间间歇10~15秒,继续按此方法操作3~4组,结束。

2. 作用

此动作主要锻炼腹部肌肉,还可以舒筋通络、强健腹肌,用于防治慢性腰痛,尤以仰卧半起坐效果好。

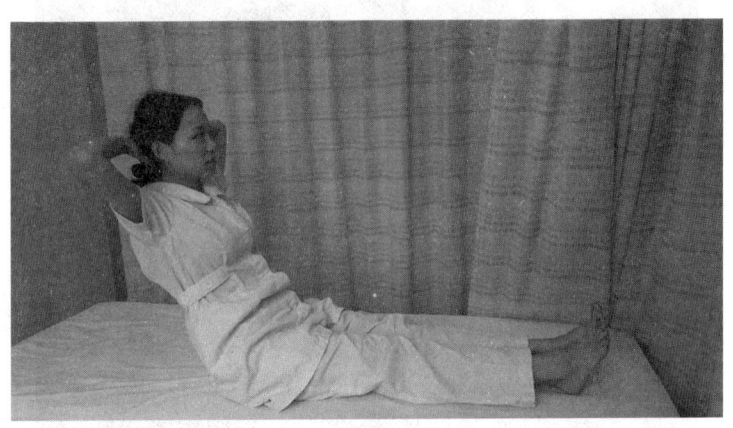

图 5-14 仰卧起坐法

(五)双杠悬吊摆腿法

1. 方法

患者两臂架于双杠上使患者双腿悬空,然后悬吊前后摆腿练习。

2. 作用

可锻炼及牵拉腰骶关节、髋关节,以及腹直肌、腹横肌、腹内外斜肌、股四头肌、腘绳肌。

（六）侧卧位躯干拉伸法

1. 方法

患者侧卧位两手置胸前，上身不动，先屈伸和摆动一侧下肢，再翻身活动另一侧。主要锻炼腰骶及骶髂关节，臀肌及腰部肌肉。然后下肢不动，上部躯干和两上肢向对侧摆动扭转，再翻身对侧同样做。拉筋操作30秒为一组，中间间歇10～15秒，继续按此方法操作3～4组，结束。

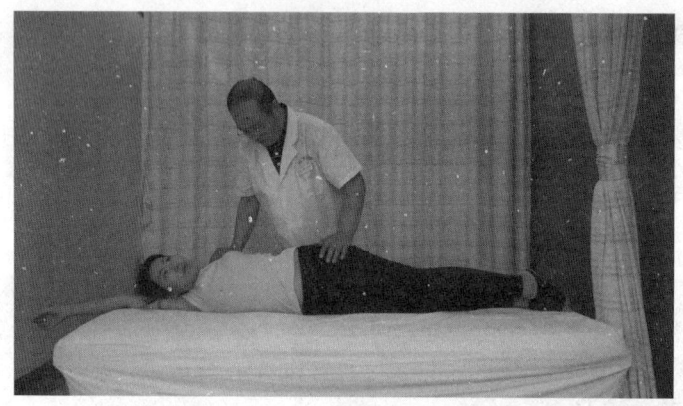

图 5-15-1　侧卧躯干拉伸法

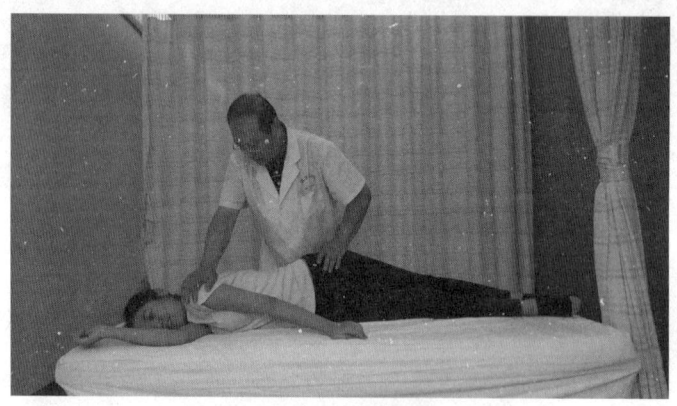

图 5-15-2　侧卧躯干拉筋法

2. 作用

主要锻炼躯干肌和脊柱旋转，目的在于激活脊柱深层肌肉，如多裂肌、回旋肌以及髂肋肌。提高身体的灵活性和平衡性。

（七）脊柱背伸拉筋法

1. 方法

患者仰卧位，做五点支撑、三点支撑、四点支撑。仰卧床上，双腿屈曲，以双足、双肘和后头部为支点（五点支撑），用力将臀部抬高如拱桥状，随着锻炼的进展，可将双臂放于胸前，仅以双足和头后部为支点进行练习。拉筋操作30秒为一组，中间间歇10～15秒，继续按此方法操作3～4组，结束。

2. 注意事项

收紧腹部，让核心肌群保持稳定。此动作进一步锻炼腰肌，年轻人可以多做，不适合老年人以及过瘦之人。

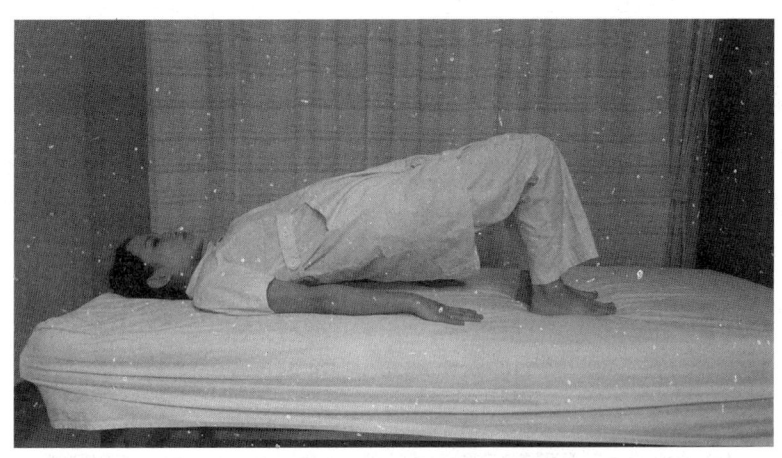

图 5-16　脊柱背伸拉筋法

（八）跪式摇臀拉筋法

1. 方法

患者双肘双膝跪于床面，臀部翘起来，左右摆臀。哪侧摆动幅度小就向哪侧多摆，甚至可以用力摆后，腹式呼吸，吸气停顿，然后缓慢吐气放松，再做对侧。拉筋操作30秒为一组，中间间歇10～15秒，继续按此方法操作3～4组，结束。

2. 作用

主要加强腰骶关节和骶髂关节运动，增强关节间韧带的伸缩能力，调整腰骶关节错位，纠正腰椎退变性失稳。

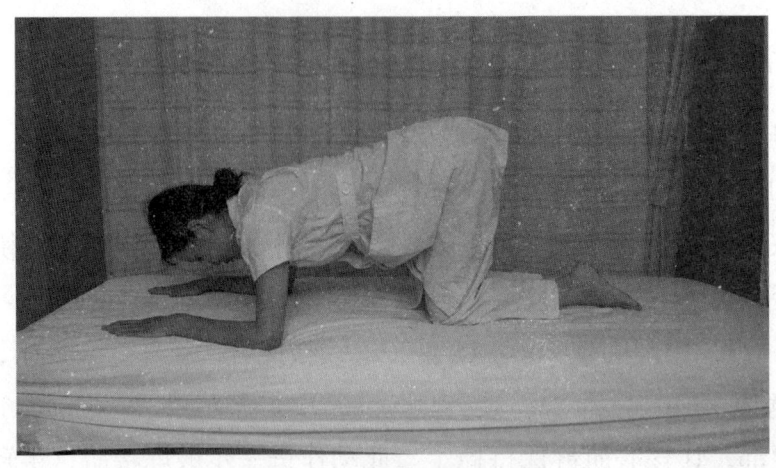

图 5-17　跪式摇臀拉筋法

（九）仰卧摆腰摆腿法

1. 方法

患者仰卧，双手置于头部两侧，双腿屈曲，以双足置于床面，分别向左右两侧床面摆腿，幅度尽量大一些。拉筋操作30秒为一组，中间间歇10～15秒，继续按此方法操作3～4组，结束。

2. 作用

旋转动作，转体运动可纠正腰椎旋转式失稳。

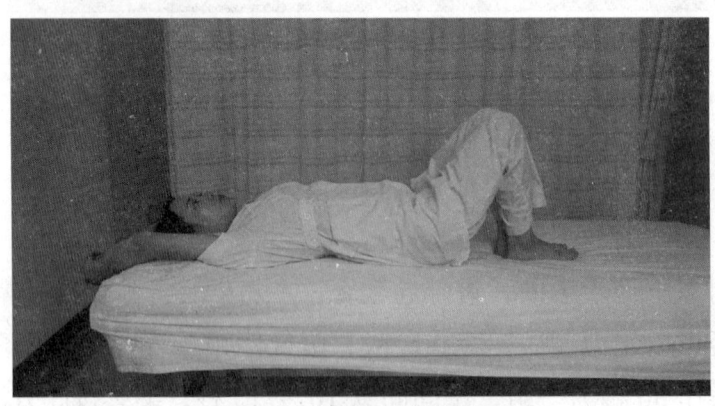

图 5-18-1　仰卧摆腰摆腿法

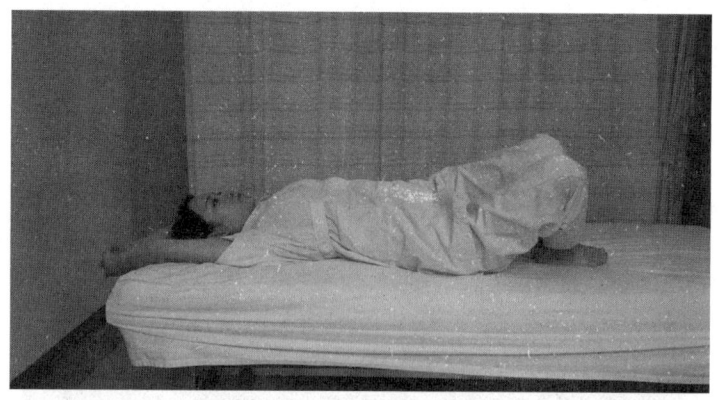

图 5-18-2 仰卧摆腰摆腿法

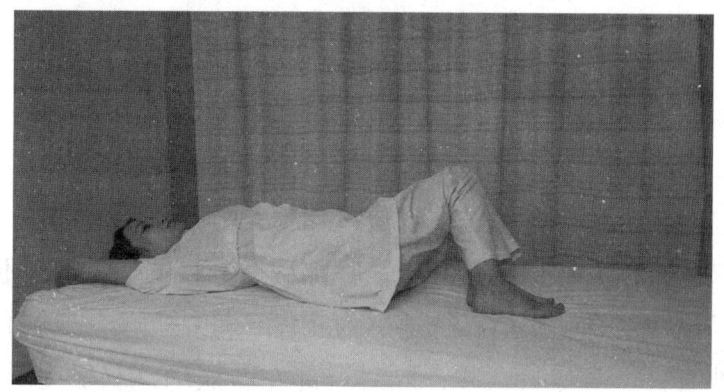

图 5-18-3 仰卧摆腰摆腿法

（十）龙氏提臀撞正法

1. 方法

患者仰卧床上，双腿屈曲，以双足、双肘和后头部为支点（五点支撑），用力将臀部抬高如拱桥状，腰抬起后，停顿5秒，然后放松砸下床面，反复多次。可配合呼吸活动。

2. 作用

纠正腰椎滑脱。

3. 注意事项

可在腰椎滑脱区域下方垫薄枕，避免骨骼损伤。

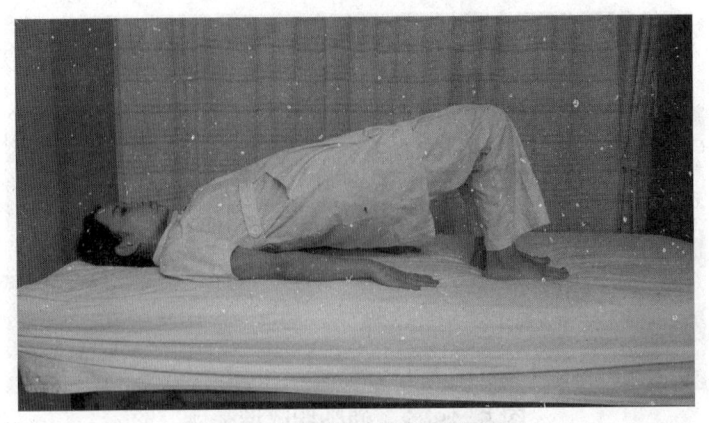

图 5-19　龙氏提臀撞正法

（十一）站立弯腰摆臀法

1. 方法

该方法包括两个动作：一是站立位，双腿稍分开，与肩同宽，两手扶住桌面或床面，双上肢和上半身挺直下压，臀部后撤，目的是将双下肢后侧肌筋膜充分拉长，以拉后发热、松弛、舒适感为宜。二是站立位，双腿稍分开，与肩同宽，下肢伸直，上身尽量弯腰，同时臀部左右摆动，双手逐渐能触及地面，目的是将双下肢后侧肌筋膜充分拉长，以拉后发热、松弛、舒适感为宜。拉筋操作30秒为一组，中间间歇10～15秒，继续按此方法操作3～4组，结束。

2. 作用

拉伸下肢后侧肌筋膜，缓解下肢无力、下肢疼痛和足底跖筋膜紧张。此外亦能防止下肢血管硬化和血栓形成。

（十二）压腿拉筋法

1. 方法

患者坐在床上，一侧膝关节微屈，另一侧下肢伸直，躯干前倾压向伸直的下肢，然后交换另一侧下肢，左右交替。拉筋操作30秒为一组，中间间歇10～15秒，继续按此方法操作3～4组，结束。

2. 作用

拉伸下肢肌筋膜，牵拉坐骨神经。

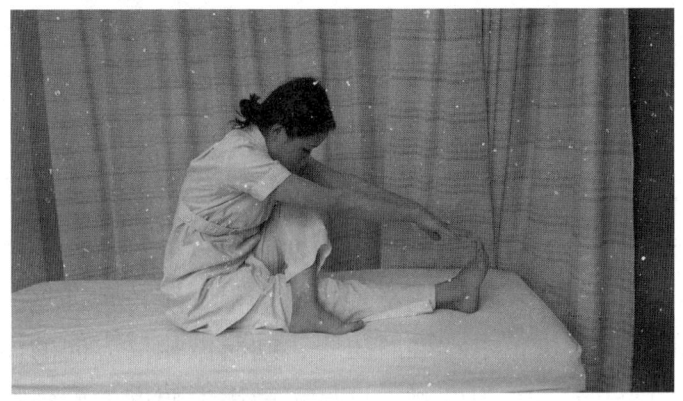

图 5-20　压腿拉筋法

（十三）强制直腿抬高拉筋法

1. 方法

患者仰卧位，健侧下肢伸直置于床面，医者一手扶住患肢膝关节保持其处于伸直状态，另一手强制直腿抬高足背伸法施术。拉筋操作 30 秒为一组，中间间歇 10～15 秒，继续按此方法操作 3～4 组，结束。

2. 作用

拉伸下肢后侧肌筋膜和坐骨神经。

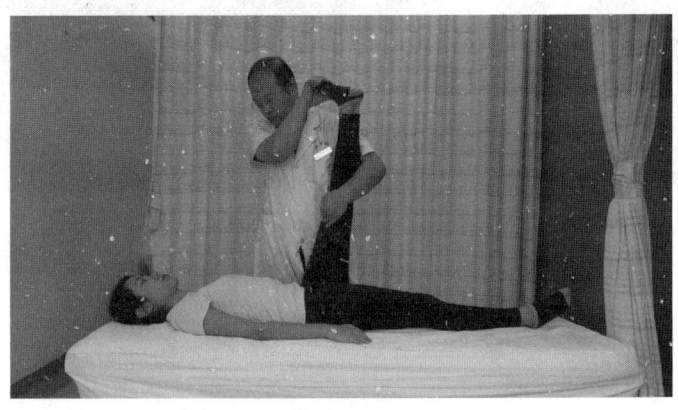

图 5-21　强制直腿抬高拉筋法

（十四）侧卧旋转拉筋法

1. 方法

患者侧卧位，健肢在下，自然伸直，患肢在上，屈膝屈髋，置于健肢之上，腰部放松。医生站于患者后侧，两肘部或两手进行操作，用一肘或一手扳住患者肩前部，另一肘或一手推住臀部，先小幅度扭转腰部数次，以求其腰部放松，趁其腰部放松之机，术者推肩压臀，同时做相反方向的用力扳动，使腰部被动扭转，当旋转至最大限度时，再做稍微增大幅度的旋转抖动。拉筋操作30秒为一组，中间间歇10～15秒，继续按此方法操作3～4组，结束。

2. 作用

拉伸腰腹部肌筋膜以及腰椎间小韧带，达到舒筋通络、滑利关节作用，对腰痛翻身转侧困难者尤为有效。

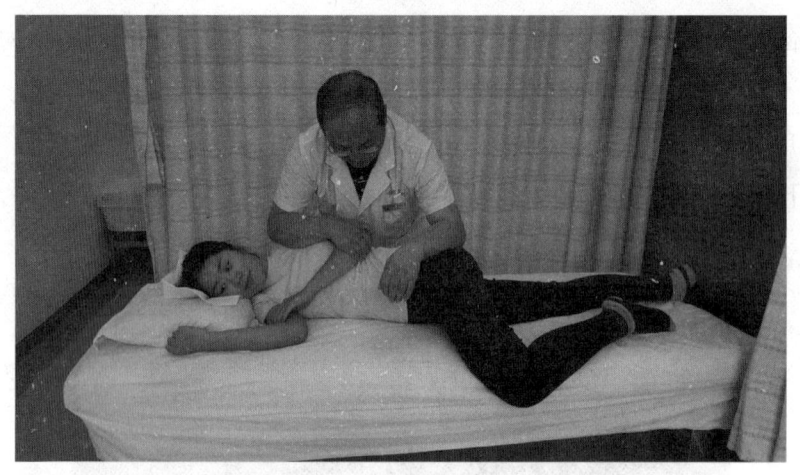

图 5-22　侧卧旋转拉筋法

（十五）俯卧扳抬拉筋法

1. 方法

患者俯卧位，两上肢伸直置于身体两侧，或放于头部两侧，下半身固定，先用力将左侧上半身抬起，停留3～5秒，缓缓复原。然后同样做另一侧。可吸气时抬起、呼气时复原，亦可医生加力进行操作。拉筋操作30秒为一组，中间间歇10～15秒，继续按此方法操作3～4组，结束。

2. 作用

可拉伸胸腰背部及胸腹部肌筋膜，用于矫正脊柱侧弯。

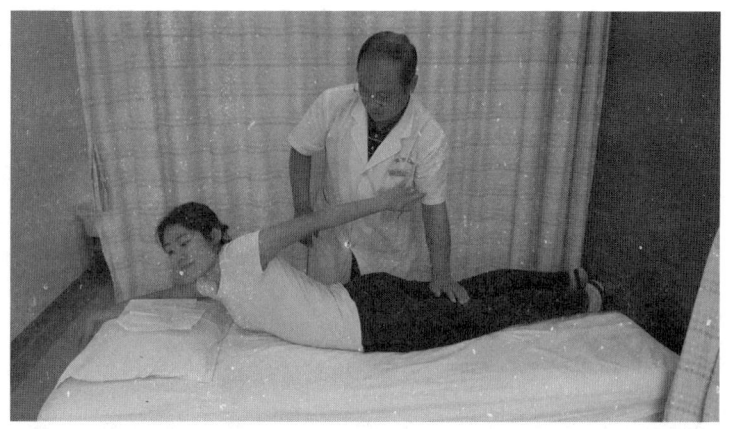

图 5-23-1　俯卧扳抬拉筋法

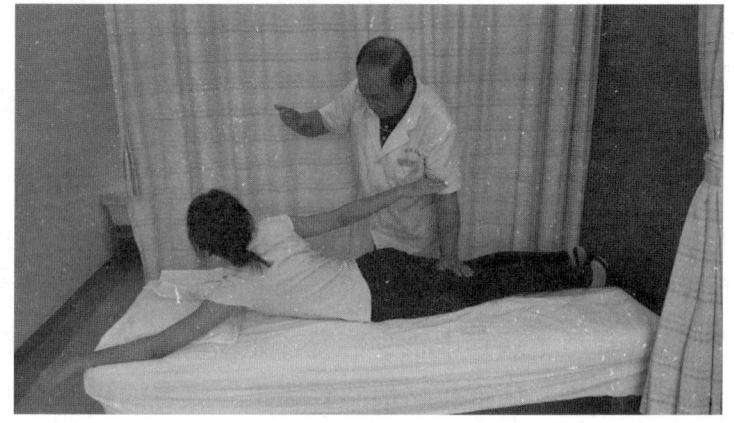

图 5-23-2　俯卧扳抬拉筋法

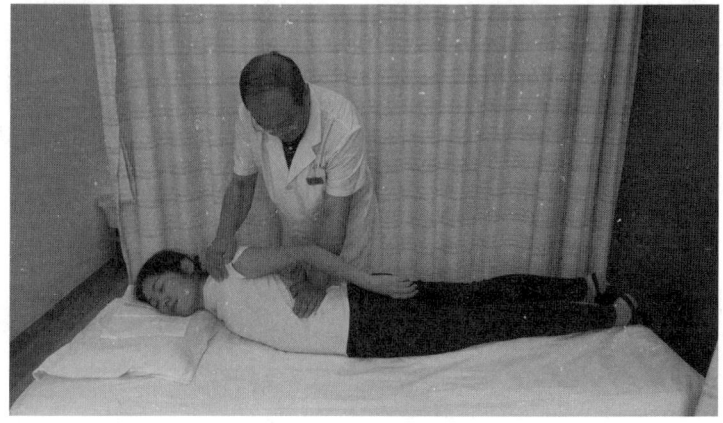

图 5-23-3　俯卧扳抬拉筋法

第六章　内科和妇科疾病

第一节　感　冒

一、概述

（一）定义

感冒，俗称"伤风"，是以鼻塞、流涕、喷嚏、头痛、恶寒、发热、全身不适等为主要症状的一种外感疾病。

（二）发病特点

中医学认为感冒主要是由外感风邪或时行外邪，客于肺卫，引起肺卫功能失调、肺气不利、宣发不行而引发的。感冒四时皆有，以冬、春季节为多见。一般病程三至七天，在整个病程中很少传变。如在一个时期内广泛流行，症候多相类似者，为时行感冒，病情较一般感冒为重。感冒的病位在卫表肺系，治疗应因势利导，从表而解，采用解表达邪的治疗原则。

本病可见于西医学中的普通感冒和流行性感冒。西医学认为，感冒约80%为病毒所致，约20%是与细菌混合感染。病毒与细菌平素寄生于人体鼻咽部，一旦受寒、劳累、雨淋，导致机体抵抗力下降时，局部微生物便孳生繁殖导致发病。

二、诊断与鉴别诊断

（一）诊断要点

1. 鼻塞流涕，喷嚏，咽痒或痛，咳嗽。
2. 恶寒发热，无汗或少汗，头痛，肢体酸楚。

3. 四时皆有，以冬春季节为多见。

4. 血白细胞总数正常或偏低，中性粒细胞减少，淋巴细胞相对增多。

（二）证候诊断

1. 风寒束表：表现为恶寒、发热、无汗、头痛身疼，鼻塞流清涕，喷嚏。舌苔薄白，脉浮紧或浮缓。

2. 风热犯表：表现为发热、恶风、头胀痛，鼻塞流黄涕，咽痛咽红，咳嗽。舌边尖红，苔白或黄，脉浮数。

3. 暑湿袭表：常见于夏季，表现为头昏胀重、鼻塞流涕、恶寒发热，或热势不扬、无汗或少汗、胸闷泛恶。舌苔黄腻，脉濡数。

除此之外，临床上尚有体虚感冒以及挟湿、挟滞等兼证。

（三）鉴别诊断

主要是感冒与过敏性鼻炎的鉴别，后者常见鼻塞、流涕、打喷嚏等颇似感冒症状。该病起病急骤，又突然痊愈，常有时间性。鼻腔内一般无充血现象，但鼻腔黏膜水肿。过敏性鼻炎经常发作，常伴有支气管哮喘、荨麻疹等其他过敏性疾病。

三、病因病机与治疗原则

（一）病因病机

感冒是由于六淫、时行病毒侵袭人体而致病。以风邪为主因，因风为六淫之首，流动于四时之中，故外感为病，常以风为先导。但在不同季节，每与当令之气相合伤人，而表现为不同证候。

1. 外感风寒：如秋冬寒冷之季，风与寒合，多为风寒证。

2. 外感风热：春夏温暖之时，风与热合，多见风热证。

3. 外感暑湿：夏秋之交，暑多挟湿，每又表现为风暑挟湿证候。

4. 时行疫毒感冒：若四时六气失常，非其时而有其气，伤人致病者，一般较感受当令之气为重。而非时之气挟时行疫毒伤人，则病情重而多变，往往相互传染，造成广泛的流行，且不限于季节性。

5. 体虚感冒：感冒所发与卫气之强弱、感邪之轻重均有关。卫外功能减弱，外邪乘袭卫表，即可致病。如气候突变，冷热失常，六淫时邪猖獗，卫外之气失于调节应变，即见本病的发生。或因生活起居不当、寒温失调以及过度疲劳，以致腠理不密，营卫失和，外邪侵袭为病。若体质虚弱，卫表不固，稍有不慎，即易见虚体感邪。

（二）治疗原则

感冒的病位在卫表肺系，治疗应因势利导，从表而解，采用解表达邪的治疗原则。风寒证治以辛温发汗；风热证治以辛凉清解；暑湿杂感者，又当清暑祛湿解表。

四、推拿治疗

1. 治则：祛风散邪、开窍止痛。
2. 取穴：天门、坎宫、太阳、耳后高骨、风池、肩井、肺俞、合谷、颈项痛点。
3. 手法：按法、揉法、推法、捏法、拿法。
4. 操作

（1）开天门：天门为推拿特定穴，位置在自两眉中点起，直上前发际成一直线。手法是用两拇指指面自下而上交替直推至前发际，称"开天门"。亦可于开天门之前先行点按印堂和神庭穴数秒钟，再行推拿，可增强疗效。手法操作要求吸定，推拿速度要慢些，刺激量要大些，即所谓紧推慢移。本穴发汗力强。

（2）推坎宫：坎宫为推拿特定穴，位置在自眉头沿眉弓上缘至眉梢成一直线。手法是用两拇指指面自内而外向两侧分推，称"推坎宫"。亦可先用两拇指点按两眉弓中点片刻（数秒），然后快速放手，继而推之，可立觉头清目爽、精神振奋。

（3）运太阳：太阳为推拿特定穴，位置在相当于经外奇穴之太阳穴。在推拿中，我们把它想象成一个"面"状穴位。手法是用两手拇指指端在太阳上进行旋转揉运，称"运太阳"。亦可采用四指归提法，即以双手拇指、食指分别置于同侧风池、太阳着力，向内归上提。本穴能解表、止头痛，且能明目。

（4）揉耳后高骨：耳后高骨为推拿特定穴，位置在耳后颞骨乳突微下凹陷中。手法是用拇指、食指指端进行拿揉，称"揉耳后高骨"。此穴与开天门、推坎宫、运太阳合用称为头部"四大手法"，专治头面诸症，用之可调整阴阳、条畅气机。

（5）重拿肩井：重拿肩井及周围1～3分钟，亦可配合拿揉或按揉法，令患者微汗出。

（6）拿揉风池：用拇指、中指或食指端拿双侧风池穴10余次，继揉1～2分钟。

（7）拿揉颈项：用三指拿揉颈项椎体两侧及膀胱经3～5分钟，以通阳解表、发汗止痛。

（8）按百会：按30～60秒，以升提阳气。

（9）掐合谷：用拇指指甲掐双侧合谷穴各1分钟。行双侧。

（10）掐揉外关：用拇指指甲掐外关穴，力向手指，继揉，行双侧各1分钟。

（11）揉迎香：用双手中指同揉双侧穴1分钟。

（12）掐揉少商、鱼际、列缺、尺泽穴：用拇指指甲掐、继揉，行双侧各30秒。

（13）拿揉上肢手太阴肺经5～10遍，最后按肩井及拿合谷数次。

（14）叩击肩背：半空拳叩击双肩和双肩胛间隙。

（15）叩击头顶：五指指端叩击头顶及两侧1分钟。

（16）体虚者可配合按揉或按压足三里1～2分钟，或捏脊5～6遍。

（17）鼻塞流涕者可推揉鼻柱，鼻柱为笔者自创之推拿特定穴，位置在自鼻根沿鼻骨两侧至迎香穴。手法是用拇、食指对称用力，以推揉法从鼻上的山根穴沿鼻的两侧向下至迎香穴5～10遍，用后患者会立觉鼻窍通畅。

五、预后与转归

1. 推拿疗法对于治疗和预防感冒疗效较好，越早施治，效果越佳。临床以初期（3天内）效果为最明显，轻者一般3～4次推拿后即可病愈。每日1次，3次为1疗程。

2. 治疗之初重拿肩井穴5～10次，令患者微汗出，再重拿风池穴片刻，是手法治疗的一个关键，不可忽视。

六、自我调护

1. 一般而言，感冒本属轻浅之疾，只要能及时而恰当地处理，即可较快痊愈。

2. 患感冒期间，应强调适当休息，注意室内空气新鲜、流通，多饮白开水，避风寒和繁重劳作。已婚者，应节制房事。服药期间，饮食宜清淡，忌食生冷肥甘厚腻食物，以增强抵抗力。

七、自我保健推拿

1. 以中指为主，四指交替拨揉对侧肩井穴、同侧风池穴各1分钟。
2. 双拇指或食指、中指自下而上交替推天门穴20～30遍。
3. 两手四指指端自内而外分抹双眉弓20～30遍。
4. 两手拇指或中指指端按揉两侧太阳穴1分钟。
5. 两手食指、中指或小鱼际掌侧置鼻的两旁，擦至局部发热为度。
6. 单手拇指、食指同时按揉迎香穴30～60秒，以透热或有酸胀感为度。
7. 按揉足三里穴1分钟，或针刺或艾灸足三里穴15～20分钟，或空拳叩击足三里穴1分钟。
8. 拇、食、中三指自上而下捏揉对侧手太阴肺经数遍。
9. 用拇指与食指对称用力拿捏对侧合谷穴，以拿时有酸胀感为度，左右交替拿之，各10～20次。

小常识

❓1. 为什么推拿治疗感冒比药物治疗好？

感冒以鼻塞、流涕、喷嚏、头痛、恶寒、肩背酸痛、发热、精神萎靡、全身不适等为主要症状。而头项肩背部的推拿治疗大多具有祛风止痛、开通闭塞、醒神开窍的作用，推拿一般都具有立竿见影的功效，在推拿完毕后能立感头轻目爽，症状减轻。推拿治疗后的效果好于服药后的效果，只不过我们在临床推拿治疗患者没有时间像服药那样一日三次罢了。

❓2. 为什么按压足三里穴、捏脊能预防感冒？

据研究，刺激足三里穴可激活网状内皮系统的吞噬作用，增加人体的抵抗力。

捏脊有提高肝糖原的动用率的作用，可为机体各种抗病生力能力提供能量，产生对机体有利的影响。以能使核糖核酸增加，对机体非特异性抵抗力的生成和增加都有良好的作用。

所以，刺激足三里穴、捏脊疗法均有一定的预防感冒作用。

第二节 头 痛

一、概述

（一）定义

头痛是一种自觉症状，指从前额向上、向后至枕部的疼痛。头痛是众多疾病的常有症状之一，中医学又称为"头风""偏头风"等。

在临床上引起头痛的病症很多，从中医学角度讲，有外感头痛、内伤头痛等。从西医学角度看，外伤、颅内病变、颅内外血管和神经病变等均可引起头痛。

（二）推拿治疗头痛的适应证

1. 中医学的外感头痛和内伤头痛。

2. 部分以头痛为主症的功能性和血管神经性头痛，如偏头痛、丛集性头痛、紧张性头痛、神经官能症、高血压性头痛、感冒头痛等。

3. 大多数的头痛并无特异性，如外感性疾病所引起的头痛，常随原发疾病的好转和病愈而消失。所以外感性头痛可参考感冒论治，本篇不予讨论。

二、诊断与鉴别诊断

（一）诊断要点

1. 感冒头痛：参考本章第一节"感冒"的相关内容，此不赘述。

2. 偏头痛：可见于任何年龄，首次发病以 20～30 岁青年为多，女性多见，可有阳性家族史。该病起病突然，反复发作，可 1 日 1 次或数次，或数月

1次。

（1）普通型偏头痛（不伴先兆的偏头痛）：该类型最为常见，发作前无视觉先兆，发作性搏动性单侧头痛，开始为轻度至中度的钝痛或不适感，几分钟到几小时后达到严重的搏动性头痛。三分之二的患者为单侧头痛，三分之一的患者可以为双侧同时发作。有时疼痛可放射至颈肩部。头痛一般持续数小时至两日，少数可连续数日，常伴倦怠、失眠、易激动、恶心、呕吐、畏光、流涕。睡眠和休息后可使头痛减轻。

（2）典型性偏头痛（伴有先兆的偏头痛）：发作前常有视觉先兆，如畏光、眼前闪光、复杂幻视、偏盲或短暂失明等。先兆持续5～20分钟后，出现搏动性一侧性头部跳痛，继而变为持续性半侧头部剧痛，严重时伴恶心呕吐、畏光静卧、面部潮红、汗出或面色苍白等症状。每次发作持续数小时或1～2日，然后自行缓解，发作间歇期一切正常。

（3）椎—基底动脉型偏头痛：见于颈椎病，偏头痛可与眩晕交替出现，同时颈枕部或颈项背部酸痛明显，可伴有恶心呕吐、站立不稳、近事健忘、视物模糊，甚至猝倒等，数分钟至1小时内消失，继则颈枕项肩背枕部疼痛突出，间歇期只有轻度颈部症状。

（4）眼肌瘫痪型偏头痛：极少见，有固定于一侧的头痛发作史，在较剧烈的偏头痛发作后，头痛开始减轻时出现同侧眼肌瘫痪，以上眼睑下垂最多见。持续数日至两周后眼肌麻痹可完全恢复，但反复多次发作者可变为持久性，眼肌留有部分后遗症。

（5）偏头痛等位发作：为偏头痛与躯体障碍（如腹痛、伴呕吐腹泻，腰部骨盆及肢体的局限性疼痛，发作性发热，阵发性心动过速，周期性水肿，阵发性眩晕，意识模糊嗜睡，情绪及行为紊乱，哮喘与结肠炎症状等）交替出现，出现躯体障碍时亦具备发作性周期性的特点，但无头痛，间歇期一切正常。

（6）偏头痛持续状态：偏头痛发作持续时间超过72小时。

3. 紧张性头痛

紧张性头痛又称肌收缩头痛、精神源性头痛、普通头痛及单纯头痛等，属慢性头痛，女性多见。主要由于精神紧张及颅周肌肉张力持久增高引起，长期的焦虑、紧张、抑郁或睡眠不佳，或头颈肩背部肌肉长时间处于紧张、不良的姿势，均可成为诱发本病的因素。其头痛为非搏动性，常为双侧或整个头部弥漫性压紧痛，患者诉说有箍紧感或沉重感或压迫感。疼痛可向颈肩部放射，烦躁时疼痛加重，不伴有呕吐。一般疼痛程度不很重，仅影响患者日常生活，但不构成对运动能力的影响。

4. 丛集性头痛

丛集性头痛多发于20～50岁的患者，男性多于女性，无家族史。突然出现剧烈头痛，一般无先兆。疼痛多见于一侧眼眶或额颞部，伴有同侧结膜充血、流泪、眼睑水肿或鼻塞流涕等，有时出现瞳孔缩小、眼睑下垂等症。该类型头痛为非搏动性剧痛，患者常坐卧不安或以拳击头以求头痛缓解。疼痛多在固定时间内出现，有时一天可出现数次，每次疼痛可持续15～180分钟，多能自行缓解。其发作可连续2～3个月，间歇期可达数月至数年，其间完全无症状。再次发作时与上次发作时的季节、时间相吻合，疼痛的时间亦一致。

5. 神经官能症

头痛部位不定，性质多样，头痛轻重与睡眠、劳累、情绪有密切关系，病程长、波动大，有其他神经官能症症状。

（二）鉴别诊断

1. 颅内动脉瘤：多在中年后发病，症状类似偏头痛，但头痛恒定一侧，无周期性，麦角制剂疗效不显著，脑血管造影可确诊。

2. 癫痫性头痛：无先兆症状，发作时伴意识障碍，脑电图发现痫样放电。

（三）证候诊断

1. 外感头痛：参考本章第一节"感冒"的相关内容，此不赘述。
2. 内伤头痛

（1）肝阳上亢头痛：头胀而痛，时作跳痛，心烦易怒，失眠多梦，面赤口苦，舌质红、苔薄黄，脉弦有力。

（2）痰浊中阻头痛：头痛或偏头痛，痛连目眶，沉重如裹，缠绵不止，胸闷恶心，苔白腻，脉弦滑。

（3）气血虚弱头痛：头痛日久，头痛绵绵，劳累即发，神疲乏力，食欲缺乏，大便溏，舌质淡、苔薄，脉细弱。

（4）肾阴不足头痛：头痛日久，头脑空痛，头晕耳鸣，腰膝酸软，遗精带下，口干咽燥，舌红、苔少，脉沉细无力。

（5）瘀血头痛：头痛如锥刺，痛处固定，经久不愈，或有外伤史，舌质紫暗或有瘀斑点，脉弦涩。

三、病因病机与治疗原则

（一）病因病机

1. 外感头痛

（1）风寒头痛：风为百病之长，伤于风者，上先受之。寒为阴邪，其性凝滞，主收引。风寒相合，客于脉络，寒凝血瘀，气血运行涩滞，清窍失于濡养则发为头痛。

（2）风热头痛：热为火之轻，火为阳邪，其性炎上。风热相加，上扰头目，致气血逆乱，扰乱清窍则生为头痛。

（3）暑湿头痛：暑多挟湿，湿性重浊。暑湿交结，蒙蔽清阳，使清窍阻塞，清阳不升，浊阴不降而致头痛。

2. 内伤头痛

（1）肝阳上亢头痛：情志不和，郁怒伤肝，致肝失条达，郁而化火，上扰清窍而发头痛。或肝肾阴虚，肝阳上亢而为头痛。

（2）痰浊中阻头痛：素体虚弱，或病后失养，使脾失健运，运化失司，水湿停滞，痰浊内生，上扰清窍，阻遏清阳而为头痛。

（3）气血虚弱头痛：脾胃素虚，或饮食不节，或久病失于调养，致气血亏虚，不能养脑补髓，清窍失养而为头痛。

（4）肾阴不足头痛：先天不足或房劳过度，致肾精亏虚、脑髓空虚，而致头痛。

（5）瘀血头痛：外伤头窍，久病入络，气血瘀滞，脉络瘀阻，不通则痛。

西医学认为，头痛可见于多种疾病中，凡各种原因导致颅内压改变、血管舒缩功能失调、影响颅内外痛敏结构，诸如血管、脑膜、神经等受到刺激、牵拉或压迫，皆可引起头痛。临床根据头痛的发病原因，可将其归纳为颅内压改变性头痛、神经性头痛、血管性头痛、脑动脉硬化性头痛、外伤性头痛。

偏头痛是脑动脉神经功能障碍所致，多在儿童或少年期发病，女性较多，有遗传倾向，其发病原因不明，但50%的患者有家族史，呈周期性发作。女性患者月经来潮前发作，怀孕后好转，可能与内分泌和水钠潴留有关。精神紧张、过度劳累、气候骤变、强光强声刺激、烈日照射等均可诱发偏头痛。临床根据不同的特点,又分为普通型偏头痛、典型性偏头痛、眼肌瘫痪型偏头痛、偏头痛等位发作、偏头痛持续状态等。

(二)治疗原则

头痛的一般治疗原则为调和气血、通经止痛,推拿治疗以头面部穴位为主,亦可配合针灸、中药等综合治疗。

四、推拿治疗

1. 治则:通经络、和气血。
2. 取穴:天门、坎宫、太阳、耳后高骨、风池、列缺、后溪、百会、曲池等穴位。
3. 操作

(1)开天门:天门为推拿特定穴,位置在自两眉中点起,直上前发际成一直线。手法是用两拇指指面自下而上交替直推至前发际,称"开天门"。亦可于开天门之前先行点按印堂和神庭穴数秒钟,再行推拿,可增强疗效。手法操作要求吸定,推拿速度要慢些,刺激量要大些,即所谓紧推慢移。

(2)推坎宫:坎宫为推拿特定穴,位置在自眉头沿眉弓上缘至眉梢成一直线。手法是用两手拇指指面自内而外向两侧分推,称"推坎宫"。亦可先用两拇指点按两眉弓中点片刻(数秒),然后快速放手,继而推之,可立觉头清目爽、精神振奋。

(3)运太阳:太阳为推拿特定穴,位置在相当于经外奇穴之太阳穴。在推拿中,我们把它想象成一个"面"状穴位。手法是用两手拇指指端在太阳上进行旋转揉运,称"运太阳"。亦可采用四指归提法,即以双手拇指、食指分别置于同侧风池、太阳着力,向内归上提。本穴能解表、止头痛且能明目。

(4)揉耳后高骨:耳后高骨为推拿特定穴,位置在耳后颞骨乳突微下凹陷中。手法是用拇指、食指指端进行拿揉,称"揉耳后高骨"。此穴与开天门、推坎宫、运太阳合用称为头部"四大手法",专治头面诸症,用之可调整阴阳、条畅气机。

(5)揉印堂:用拇指桡侧缘按揉印堂穴半分钟。

(6)按揉风池:用两手拇指同时按揉双侧穴1分钟。

(7)拿五经:医生五指拿头顶督脉和两旁太阳、少阳经,称"拿五经"。

一般是自前额经头顶及两侧向后至枕部，止于两侧风池穴。

（8）掐揉列缺：用拇指指甲掐列缺，继揉片刻，行双侧。

（9）掐揉后溪：用拇指指甲掐、揉后溪穴半分钟，行双侧。

（10）伴头胀痛、发热、咽痛者，可加按揉外关、曲池，用拇指按揉二穴各半分钟，行双侧。另加掐太冲，用双手拇指指尖同时掐双侧穴1分钟；掐率谷，用两手中指指甲掐双侧穴半分钟。

（11）伴头晕神疲，面白心悸者加：按揉百会穴，用中指指腹按揉百会穴1~2分钟；擦腰，用两掌擦腰两侧至热；揉气海穴，用三指揉气海穴3~5分钟；按揉足三里、三阴交穴，用两手拇指依次同时按揉双侧穴各1分钟。

（12）头顶、后侧痛者加：拿昆仑、后溪二穴，用拇指、食指同时拿双侧穴1分钟；掐至阴穴，用拇指指甲掐双侧穴1分钟。

（13）前额、眉棱骨痛者加：掐内庭穴，用两手拇指指尖掐双侧穴1分钟；按鱼腰穴，两手拇指按30~60秒；按揉合谷穴，用拇指按揉合谷穴1分钟，行双侧。

（14）头两侧痛加：掐足窍阴穴，两手拇指指甲同掐双侧穴1分钟；按揉阴陵泉穴，用两手拇指同时按揉双侧穴1分钟。

五、注意事项

1. 头痛原因复杂，手法治疗前必须先排除某些器质性病变，方可进行手法操作。

2. 推拿治疗神经性头痛有较好的疗效，但头痛的确切原因应该查清，如头痛进行性加重，并伴有恶心、呕吐、视力减退、神经系统体征，应给予细致的眼底检查，观察有无视乳头水肿，或用超声波探查脑的中线波有无移位，必要时可做头颅X线摄片、脑血管造影、脑室造影、CT等，以便明确诊断，治疗原发病，采取有效的综合治疗措施。

六、自我调护

1. 血管神经性头痛的发作常与不规则的生活方式有关，因此，必须合理安排患者的工作与休息。

2. 各种类型的头痛均应注意调畅情志，不宜过劳，避免焦虑、紧张情绪，进行心理治疗，戒除烟酒等不良嗜好，饮食要富有营养，不宜过食油腻，避免强光、噪音，刺激性气味以及促发头痛饮食。

3. 外感性头痛注意保暖，避风寒，适当休息。

4. 肝阳头痛应测量血压，须注意血压的波动对心脏的影响。同时肝阳头痛和痰浊头痛者，禁食肥甘厚味之品和辛辣之物。

5. 气血虚头痛和肾虚头痛应节制房事。

6. 平时可进行自我按摩，太极拳，气功、慢跑等体育锻炼以调节情绪，增强体质，防止头痛发作。

七、自我保健推拿

1. 两手五指自然分开，同时从前发际经头顶及两侧太阳按揉至枕后5～10遍。

2. 两手食指、中指、无名指三指，以中指为主，按揉太阳穴1～2分钟。

3. 两食指屈指以中段指节自内而外分抹推拿特定穴之坎宫穴（相当于眉弓上缘自内而外成一直线），5～10遍。

4. 拇指、食指、中指捏揉颈项部肌肉5～10遍。

5. 食指、中指、无名指三指按揉对侧肩井穴1分钟。

6. 双手十指张开，以指端自前额经头顶及两侧叩击头部20～30次，力度适中。

7. 神经衰弱者，点按四神聪、百会穴各1分钟。

8. 偏头痛，可于痛处重手法按揉之。

第三节 眩 晕

一、概述

眩是指眼花或眼前发黑，晕是指头晕甚或感觉自身或外界景物旋转。两者常同时并见，故统称为"眩晕"。轻者闭目即止；重者如坐车船，旋转不定，不能站立，或伴有恶心、呕吐、汗出，甚则昏倒等症状。

二、诊断与鉴别诊断

（一）诊断要点

1. 头晕目眩，视物旋转，轻者闭目即止，重者如坐车船，甚则仆倒。
2. 严重者可伴有头痛、项强、恶心呕吐、眼球震颤、耳鸣耳聋、汗出、面色苍白等表现。
3. 多有情志不遂、年高体虚、饮食不节、跌仆损伤等病史。
4. 相关检查

（1）测血压、查心电图、超声心动、检查眼底、肾功能等，有助于明确诊断高血压病及高血压危象和低血压。

（2）查颈椎X线片，经颅多普勒检查有助于诊断椎—基底动脉供血不足、颈椎病、脑动脉硬化，必要时做CT及核磁共振以进一步明确诊断。

（3）检查电测听、脑干诱发电位等，有助于诊断梅尼埃综合征。

（4）检查血常规及血液系统检验有助于诊断贫血。

（二）鉴别诊断

1. 眩晕与中风的鉴别：中风以猝然昏仆，不省人事、口舌㖞斜、半身不遂、失语，或不经昏仆，仅以半身不遂为特征。中风昏仆与眩晕之甚者相似，眩晕之甚者亦可仆倒，但无半身不遂及不省人事、口舌㖞斜诸症。也有部分中风病人，以眩晕、头痛为其先兆表现，故临证当注意中风与眩晕的区别与联系。

2. 眩晕与厥证的鉴别：厥证以突然昏仆、不省人事、四肢厥冷为特征，发作后可在短时间内苏醒。严重者可一厥不复而死亡。眩晕严重者也有欲仆或晕旋仆倒的表现，但眩晕病人无昏迷、不省人事的表现。

（三）证候诊断

1. 肝阳上亢证：眩晕，耳鸣，头目胀痛，口苦，失眠多梦，遇烦劳郁怒而加重，甚则仆倒，颜面潮红，急躁易怒，肢麻震颤，舌红苔黄，脉弦或数。

2. 气血亏虚证：眩晕动则加剧，劳累即发，面色㿠白，神疲乏力，倦怠懒言，唇甲不华，发色不泽，心悸少寐，纳少腹胀，舌淡、苔薄白，脉细弱。

3. 肾精不足证：眩晕日久不愈，精神萎靡，腰酸膝软，少寐多梦，健忘，两目干涩，视力减退；或遗精滑泄，耳鸣齿摇；或颧红咽干，五心烦热，舌红少苔，脉细数，为肾阴亏虚。若阴损及阳，肾阳虚明显，表现为四肢不温，形寒怕冷，精神萎靡，舌淡嫩，苔白，脉弱尺甚。

4. 痰湿中阻证：眩晕，头重昏蒙，或伴视物旋转，胸闷恶心，呕吐痰涎，食少多寐，舌苔白腻，脉濡滑。

5. 瘀血阻窍证：眩晕，头痛，兼见健忘、失眠、心悸、精神不振、耳鸣耳聋，面唇紫暗，舌暗有瘀斑，脉涩或细涩。

三、病因病机与治疗原则

（一）病因病机

1. 导致眩晕发生的因素

眩晕的病因主要有情志、饮食、体虚年高、跌仆外伤等方面。其病性有虚实两端，属虚者居多，如阴虚易肝风内动，血虚则脑失所养，精亏则髓海不足，均可导致眩晕。属实者多由于痰浊壅遏，或化火上蒙，而形成眩晕。眩晕之病机不外虚实两端。虚者为髓海不足，或气血亏虚，清窍失养；实者为风、火、痰、瘀扰乱清空。

2. 眩晕的病位

本病的病位在于头窍，其病变脏腑与肝、脾、肾三脏相关。

（1）肝乃风木之脏，其性主动主升，若肝肾阴亏，水不涵木，阴不维阳，阳亢于上，或气火暴升，上扰头目，则发为眩晕。

（2）脾为后天之本，气血生化之源，若脾胃虚弱，气血亏虚，清窍失养，或脾失健运，痰浊中阻，或风阳夹痰，上扰清空，均可发为眩晕。

（3）肾主骨生髓，脑为髓海，肾精亏虚，髓海失充，或肝肾阴亏，水不涵木，阴不维阳，阳亢于上，亦可发为眩晕。

3. 眩晕的病性

眩晕的病性以虚者居多，气虚血亏、髓海空虚、肝肾不足所导致的眩晕多属虚证；因痰浊中阻、瘀血阻络、肝阳上亢所导致的眩晕属实证。

4. 眩晕的病理因素

风、火、痰、瘀是眩晕的常见病理因素。在眩晕的病变过程中，各个证候之间相互兼夹或转化。如脾胃虚弱，气血亏虚而生眩晕，而脾虚又可聚湿生痰，两者相互影响，临床上可以表现为气血亏虚兼有痰湿中阻的证候。如痰湿中阻，郁久化热，形成痰火为患，甚至火盛伤阴，形成阴亏于下、痰火上蒙的复杂局面。再如肾精不足，本属阴虚，若阴损及阳，或精不化气，可以转为肾阳不足或阴阳两虚之证。此外，风阳每夹有痰火，肾虚可以导致肝旺，久病入络形成瘀血，故临床常形成虚实夹杂之证候。若中年以上，阴虚阳亢，风阳上扰，往往有中风晕厥的可能。

（二）治疗原则

眩晕总的治疗原则是平肝潜阳，益精补肾。肝阳上亢证治以平肝潜阳，清火熄风；气血亏虚证治以补益气血，调养心脾；肾精不足证治以滋养肝肾，益精填髓；痰湿中阻证治以化痰祛湿，健脾和胃；瘀血阻窍证治以祛瘀生新，活血通窍。

四、推拿治疗

1. 治则：平肝降浊，清脑开窍。
2. 取穴：天门、坎宫、太阳、耳后高骨、风池、神门、足三里、三阴交、太冲。
3. 操作

（1）开天门：见感冒章节。

（2）推坎宫：见感冒章节。

（3）运太阳：见感冒章节。

（4）揉耳后高骨：见感冒章节。

（5）揉印堂：用拇指桡侧缘按揉印堂穴半分钟。

（6）按揉风池：用两手拇指同时按揉双侧穴1分钟。

（7）按揉曲池、内关、神门：用拇指依次按揉对侧穴各1分钟，行双侧。

（8）梳前额：前额为推拿特定穴，位置在额部发际正中沿前发际向两侧额角止。两手食指、中指、无名指并拢，自前额正中向头两侧额部梳刮至两侧额角止30次。

（9）压头顶：五指微屈，两手并排，用指尖自前额发际按压至头顶，反复十余次。

（10）拿揉颈项：用三指自风池穴向下拿揉颈椎两侧筋肉1分钟。

（11）摩腰骶：两手握拳，用拳背自腰椎两侧至骶部，上下摩揉至热。

（12）摩脐：用掌摩脐中，并逐渐摩至全腹，再回摩至脐中，反复3~5分钟。

（13）按揉足三里、三阴交：用手两拇指依次同揉双侧穴各1分钟。

（14）按揉太冲：用双拇指桡侧端按揉双侧穴1分钟。

五、注意事项

推拿治疗时如有剧烈呕吐、头晕不能站立、行走共济失调、猝然昏倒、肢体不利等表现，应及时送到医院就诊，以明确诊断，对症治疗，以免耽误病情。

六、自我调护

1. 眩晕发病后要及时治疗，注意休息，严重者当卧床休息。平时注意劳逸结合，避免体力和脑力的过度劳累。

2. 要坚持适当的体育锻炼，增强体质。

3. 避免突然、剧烈的体位改变和头颈部运动，以防眩晕症状的加重，或发生昏仆。

4. 有眩晕史的病人，当避免剧烈体力活动，避免高空作业。

5. 保持心情舒畅、情绪稳定，防止七情内伤。

6. 注意饮食清淡，饮食有节，防止暴饮暴食，过食肥甘醇酒及过咸伤肾之品，尽量戒烟戒酒。

第四节 失 眠

一、概述

（一）定义

失眠是以经常不能获得正常的睡眠为特征的一种病证，又称"不寐"。失眠的症情不一，有初就寝即难以入寐；有寐而易醒，醒后不能再寐；亦有时寐时醒，甚至整夜不能入寐；等等。

（二）症状

本病以失眠为主证，常兼见头晕、头痛、心悸、健忘以及精神异常等证。中医学认为本病的发生与思虑太过、劳逸失调、素体不强或病后体弱等有关。

本病多见于西医学的神经官能症、更年期综合征等。推拿治疗有较好的疗效，亦可配合中药和针灸治疗。

二、诊断与鉴别诊断

（一）诊断要点

1. 发病特点

多起病缓慢，每周至少发生3次，并持续1个月以上，患者常为此而苦恼，或影响精神活动效率和社会功能。

2. 临床表现

（1）睡眠障碍：包括难以入睡。睡眠不深，睡后易醒，自觉多梦、早醒、醒后不易入睡，醒后感到不适或疲乏，或白天思睡等，注意力不能集中，记忆力减退。

（2）无器质性原因，也不是躯体因素引起的睡眠障碍和儿童期与生长发育有关的睡眠障碍。

（二）辨证分型

1. 心脾两虚失眠：难以入睡、多梦易醒、面色苍白、气短懒言、心悸健忘、体倦神疲、饮食无味、面色少华、舌淡苔薄、脉细滑。

2. 心肾不交失眠：心烦不眠、头晕耳鸣、口干津少、五心烦热、盗汗、腰膝酸软、遗精、健忘、心悸、舌质红、脉细数。

3. 痰热内扰失眠：胸闷头重、心烦口苦、目眩、恶心嗳气、舌苔黄而腻、脉滑数。

4. 肝火上扰失眠：性情急躁易怒、多梦、惊恐兼有头痛、胁肋胀痛、口苦、脉弦等。

5. 胃气不和失眠：脘腹闷胀不舒、嗳气吞酸、大便不爽，或有异臭、苔腻脉滑。

三、病因病机与治疗原则

（一）病因病机

1. 正常睡眠的机制

人的正常睡眠，系由心神所主，阳气由动转静时，即为睡眠状态；反之，阳气由静转动时，即为清醒状态。可见，人的正常睡眠机理是阴阳之气自然而有规律的转化结果。如果这种规律一旦被打破，就可导致失眠的发生。

2. 失眠的病因病机

失眠的发病主要与心、肝、脾、胃、肾等脏腑功能失调有关。

（1）心脾两虚：思虑劳心，过劳或过逸，均可损伤心脾，使气血不足，心失所养。

（2）阴虚火旺：平素体虚，或久病未复，肾阴耗伤，水不济心，心阳独亢。

（3）肝郁化火：情志不调，郁怒不解，肝失调达，郁而化火，上扰心神。

（4）痰热内扰：饮食不节，食滞肠胃，酿成痰热，痰热内生，上扰心神。

（5）胃气不和：饮食不节，肠胃受伤，或肠中有燥屎，损伤胃气，胃气不和，升降失调，以致睡卧不安，而成失眠。

（6）情志所伤：情志活动以五脏的精气为物质基础，暴怒、思虑、忧郁、劳倦等，均可伤及五脏，精血内耗，心神失养，情志因素与病症彼此相互影响，每多形成顽固性失眠。

（二）治疗原则

治疗失眠应掌握以下三个原则：

1. 强调安神镇静：失眠的关键在于心神不安，故安神镇静为治疗失眠的基本法则。

2. 注意调整脏腑气血阴阳：失眠主要是由于脏腑阴阳失调、气血不和所致，所以应着重调治所病脏腑及其气血阴阳，以治病求本。

3. 注重精神治疗：消除顾虑及紧张情绪，保持心情舒畅，在治疗中有重要作用。

四、推拿治疗

1. 治则：安神镇静，调整脏腑气血阴阳，并注重精神治疗。

2. 取穴：天门、坎宫、太阳、耳后高骨、风池。

3. 操作

（1）开天门：见感冒章节。

（2）推坎宫：见感冒章节。

（3）运太阳：见感冒章节。

（4）揉耳后高骨：见感冒章节。

（5）揉印堂：用拇指桡侧缘按揉印堂穴半分钟。

（6）按揉风池：用两手拇指同时按揉双侧穴1分钟。

（7）拿五经：医生五指拿头顶督脉和两旁太阳、少阳经，称拿五经，一般是自前额经头顶及两侧向后至枕部，止于两侧风池穴。

（8）推发际：笔者自创推拿特定穴，位置在前额正中沿头两侧至枕后的发际边缘。手法是一手扶头顶，固定头部，另一手拇指自前额正中沿两侧发际推至枕后，或按揉至枕后，称"推发际"或"揉发际"。用后应有眼目清亮、头脑清醒之感。

（9）拿颈项：三指拿法施于颈椎两侧肌肉，酸胀为度。

（10）拿或按揉肩井：拿肩井5次，或一手按揉肩井，另一手旋摇同侧上肢5次。

（11）揉眉弓：用两中指自攒竹穴向两侧沿眉弓揉至太阳穴，反复5~6次。

（12）抹颧弓：屈食指，用食指桡侧自迎香穴沿颧弓抹至两耳前，往返5~6次。

（13）叩巅顶：四指并拢，以百会为中心轻叩头顶部1分钟。

（14）按揉神门：用拇指端按揉双侧神门穴1分钟。

（15）摩揉腹部：以中脘、脐、气海为中心，先掌摩后掌揉腹部3~5分钟。

（16）按揉背部督脉、夹脊及两侧膀胱经5~10遍。

（17）擦腰：两掌心搓热，擦腰两侧至热。

（18）按揉足三里、三阴交：用两手拇指依次同揉双侧穴各1分钟。

（19）推小腿：拇指置于对侧小腿内侧，四指放外侧，向下推至三阴交穴1~2分钟。行双侧。

（20）擦涌泉：用小鱼际向足趾方向斜擦涌泉穴至热。

五、注意事项

1. 推拿对失眠有很好的疗效，但疗程较长，每次操作亦时间较长。一般经过30分钟的推拿治疗，患者便可出现睡意，经过2~3个月的治疗，近期疗效和中期疗效都很显著。

2. 经久不愈的失眠症，要请精神科医生会诊。有人用热敷百会、大椎等穴的方法治疗收到了很好的疗效，不妨一试。

六、自我调护

1. 本病和情志抑郁关系密切，精神治疗尤为重要，除推拿外，医生应根据发病原因和患者个性特征，帮助患者解除顾虑，消除不良情绪，增强信心。

2. 睡前忌饮咖啡、茶、烟，少思虑、少谈话，不做剧烈、紧张的活动，可喝一杯热牛奶，以助睡眠。注意生活规律，按时作息。避免噪声刺激。

3. 患者积极参加体育锻炼和适当的体力劳动，积极参加体育锻炼，对康复十分重要。

4. 可多做保健推拿，提高疗效。

七、自我保健推拿

一般每晚睡前自我推拿一次。

1. 患者坐于床上，用拇指指腹按揉足三里、三阴交、阴陵泉，每穴 50 次；擦涌泉，以透热为度。

2. 接上势，坐于床上，双手掌搓热，贴于两侧腰部，由肾俞至大肠俞，做上下往返推擦，以腰部有温热感为度。

3. 接上势，坐于床上，用拇指按压神门、内关，每穴半分钟。

4. 患者仰卧位，右手掌置于脘腹部，左手放于右手之上，同时下压，并做顺时针或逆时针方向揉法，动作宜缓慢、深沉、平稳，约 3 分钟。

5. 患者仰卧位，用食指、中指、无名指按揉两侧太阳穴平面，约 1 分钟。然后中指按揉睛明穴，约半分钟。

6. 拇指抵住太阳穴，作为支点，两手食指屈曲，用中段指节桡侧抹眼眶，做 30～50 次。

第五节 高血压病

一、概述

（一）定义

高血压是以体循环动脉压增高为主要表现的临床综合征，是最常见的心血管疾病，可分为原发性和继发性两大类。在绝大多数患者中，高血压的病因不明，称之为"原发性高血压"，占总高血压患者的 95% 以上；在不足 5% 的患者中，血压增高是某些疾病的一种临床表现，本身有明确而独立的病因，称之为"继发性高血压"。

高血压病即是原发性高血压，也就是我们平常所说的高血压病，是一种慢性疾病。它是以动脉压升高，尤其是舒张压升高为主要特点的慢性全身性心血管疾病。

（二）发病特点与推拿疗效

高血压病患者除了可引起高血压本身的症状外，长期的高血压还可成为多种心血管疾病的重要危险因素，并可影响重要器官，如心、脑、肾的功能，最终可导致这些器官的功能衰竭。其发病和年龄、职业、家族史有一定的关系。

经过多年的临床实践和科研观察，推拿对高血压病的治疗确有一定的疗效。推拿的治疗作用具有清醒头目、镇静安神、行气解郁、祛湿除痰、调整阴阳等功用，因而能达到即刻降压的效果，改善临床症状。长期治疗可稳定血压和缓解症状。

（三）继发性高血压与推拿治疗的疗效

继发性高血压又称"症状性高血压"，可见于多种疾病中，如泌尿系统疾病、内分泌疾病、心血管疾病、颅内疾病等。

这些疾病所导致的高血压，要积极治疗原发疾病，才能控制高血压的出现。因此，推拿疗法不适合对症状性高血压进行治疗。

（四）高血压病中医认识

高血压病是西医的病名，所以临床诊断应以西医诊断为依据进行诊断。在中医学中，本病属于头痛、眩晕、不寐等范畴，并与心悸、胸痹、中风等证候有一定的关系。可见高血压病是危害健康的常见病，推拿治疗有一定的疗效。

（五）测量血压的方法

通常以安静5分钟以上，坐位，上臂血压为准，一般是右臂血压为准。血压计袖带应能围住上臂，占三分之二上臂长度为宜。迅速充气使血压高出收缩压20mmHg后迅速放气。每秒钟下降3mmHg，听到的清晰血压搏动时的读数为收缩压，声音变调或消失时为舒张压。最好重复2～3次，以稳定的读数为血压值。

（六）中国人高血压流行病学特点

根据1991年我国第三次全国性抽样调查的结果，我国15岁以上960256

名成人中高血压患病率达11.26%，据此推测患病人数在1亿以上，是最常见的一种心血管病。而我国人群对高血压的知晓率、治疗率及控制率还远低于一些发达国家，积极防治高血压病对保护人民的生命健康具有极其重要的意义。

二、诊断与鉴别诊断

（一）诊断标准

1. 高血压的标准是如何界定的

高血压的定义是指体循环动脉收缩压和（或）舒张压的持续升高。流行病学调查证明，人群中血压水平呈连续性分布，正常血压和高血压的划分并无明确界限，高血压的水平也是根据临床和流行病学资料人为界定的。目前，我国采用国际上统一的标准，即收缩压≥140mmHg和（或）舒张压≥90mmHg即诊断为高血压。

2. 高血压的分级

血压水平的分类

类　别	收缩压/mmHg	舒张压/mmHg
理想血压	<120	<80
正常血压	<130	<85
正常高值	130～139	85～89
Ⅰ级高血压（"轻度"）	140～159	90～99
亚组：临界高血压	140～149	90～94
Ⅱ级高血压（"中度"）	160～179	100～109
Ⅲ级高血压（"重度"）	≥180	≥110
单纯收缩期高血压	≥140	<90
亚组：临界收缩期高血压	140～149	<90

注：当收缩压和舒张压分别属于不同分级时，以较高的级别作为标准。

3. 高血压病的诊断

各级的高血压诊断必须在非药物状态下，两次或两次以上非同日多次重复血压测定所得的平均值为依据，偶然测得的一次血压增高不能诊断为高血压，必须重复和进一步观察。

（二）临床表现与中医辨证分型

血压长期高于 140/90mmHg。症状表现一般无特异性，起病方式大多数缓慢渐进。部分病人早期无症状，仅在普查时发现。高血压患者常有头痛、眩晕、颈项板紧、气急、疲劳、心悸、耳鸣等症状，但这些症状并不一定与血压水平相关，且患者常在得知患有高血压后才注意到。有并发症的患者可能出现受累器官的症状，如胸闷、气短、心绞痛、肢体麻木等。高血压时体征一般较少，可能有周围血管异常搏动、血管杂音、心脏杂音等。

高血压病初期只是在精神紧张、情绪波动后血压暂时增高，随后可恢复正常，以后血压升高逐渐趋于明显而持久，但一天之内白昼与夜间血压水平仍可有明显差异。

高血压病后期的临床表现常与心、脑、肾功能不全或器官并发症有关。

1. 肝阳上亢型：头痛眩晕、烦躁易怒、多梦少寐、面赤口苦、舌红少苔、脉弦。

2. 痰浊中阻型：头痛眩晕、肢体倦怠、胸闷恶心、呕吐痰涎、纳呆、苔腻、脉濡滑。

3. 气血亏虚型：头痛眩晕、遇劳尤甚、面色不华、心悸少寐、食欲缺乏、苔薄、脉细。

4. 肾阴不足型：头痛眩晕、精神萎靡、少寐多梦、腰膝酸软、耳鸣、遗精带下、舌淡、脉沉细。

三、病因病机与治疗原则

（一）病因病机

1. 原发性高血压的发病原因

西医学对本病的病因尚为阐明，目前认为是在一定的遗传背景下，由于多种后天环境因素作用使正常血压调节机制失代偿所致。其发病原因可能和以下因素有关。

（1）血压的调节机制：血压的急性调节主要是通过压力感受器及交感神经活动来实现的，而慢性调节则主要通过肾素—血管紧张素—醛固酮系统及肾脏对体液容量的调节来完成。如上述调节机制失去平衡即可导致高血压。

（2）遗传学说：原发性高血压有群集与某些家族的倾向，提示其有遗传学基础或伴有遗传生化异常。双亲均有高血压的正常血压子女，以后发生高血压的比例会增高。

（3）肾素—血管紧张素—醛固酮系统（RAS）：由于广泛细小动脉痉挛，可引起内脏缺血，肾脏缺血，肾素分泌增多，从而激活RAS，其效应是使小动脉平滑肌收缩，外周血管阻力增加；水钠潴留，血容量增加。以上作用均可使血压升高，是参与高血压发病并使之持续的重要机制。另外血管壁、心脏、中枢神经、肾脏、肾上腺等器官组织中RAS自成系统，在高血压形成中可能具有重大作用。

（4）钠与高血压：流行病学和临床观察均显示食盐摄入量与高血压有密切关系，高钠摄入可使血压增高，而低钠饮食可降低血压。

（5）精神神经学说：动物实验证明，条件反射法可形成狗的神经精神源性高血压。人在长期精神紧张、压力、焦虑或长期环境噪音、视觉刺激下也可引起高血压，这可能与大脑皮层的兴奋和抑制平衡失调，以致交感神经活动增强，儿茶酚胺类介质的释放使小动脉收缩并继发引起血管平滑肌增殖肥大有关，而交感神经的兴奋可促使肾素释放增多，这些均可促使高血压的形成并使高血压状态维持。

（6）血管内皮功能异常：血管内皮通过代谢、生成、激活和释放各种血管活性物质对血压有一定的影响。

（7）胰岛素抵抗：据观察，大多数高血压患者空腹胰岛素水平增高，而糖耐量有不同程度降低，提示有胰岛素抵抗现象。胰岛素的以下作用可能与血压升高有关：①使肾小管对钠的重吸收增加；②增强交感神经的活动；③使细胞内钠、钙浓度增加；④刺激血管壁增生肥厚。

（8）其他因素：流行病学调查显示，肥胖、吸烟、过量饮酒、低钙、低镁和低钾等与高血压的发生有关。

2. 长期高血压造成的病理影响

本病早期无病理形态改变，以后由于小动脉长期痉挛致使血管壁营养障碍，形成小动脉硬化。表现为管壁玻璃样变、胶原纤维和弹力纤维增生，因而管壁增厚、变硬、管腔变窄。由于长期血压升高，促使主动脉、冠状动脉、脑动脉、肾动脉形成粥样变，继而使心、脑、肾、视网膜等主要脏器发生器质性改变。

3. 中医病因

中医学认为本病多是由于七情所伤、内伤虚损、饮食失节等因素的作用，使肝、肾阴阳平衡失调而发病。

（1）肝阳上亢：素体阳盛，肝阳上亢；或因长期精神紧张、忧思恼怒，肝气内郁，气郁化火，暗耗肝阴，致肝风内动；或肾阴素亏，肝阴不足，阴不敛阳，肝阳上亢而发为血压升高。

（2）气血虚弱：久病不愈，耗伤气血；或失血之后失于调养；或脾胃虚弱，生化乏源，致气血不足，清阳之气不能上荣，发为头痛眩晕。

（3）肾阴不足：先天不足，或年老体衰，或房事过度，致肾精亏损，髓海空虚，清窍失养发为头痛眩晕。

（4）痰浊中阻：饮食不节，恣食肥甘，伤及脾胃，失其运化，聚湿成痰，阻遏中焦，清阳不升，浊阴不降，而致头痛眩晕。

（二）治疗原则

一般高血压病均可采用推拿治疗。总的治疗原则是平肝潜阳、滋养肝肾。然后可根据辨证施治的原则，肝阳上亢者清肝解郁，痰浊中阻者健脾祛湿，气血亏虚者补益气血，肾阴不足者滋肾益阴。推拿治疗只是治疗高血压的辅助治疗方法，同时必须坚持长期服药治疗。长期推拿治疗可稳定血压和缓解症状，并降低西药的用量和减少副作用。

四、推拿治疗

1. 治则：平肝安神、化痰降浊。
2. 取穴：天门、坎宫、太阳、风池、中脘、神阙、气海、关元、涌泉等。
3. 手法：拿法、揉法、抹法、擦法、按法、摩法。
4. 操作

（1）开天门：用两手拇指尺侧缘自印堂向上交替推至神庭穴半分钟。

（2）推坎宫：两屈曲食指桡侧缘自攒竹穴向两侧沿眉毛推至太阳穴半分钟。

（3）揉太阳：用两手中指端揉双太阳穴1分钟。

（4）拿头顶：用五指自前发际向后拿至后枕部1分钟。

（5）拿风池：用三指拿风池穴并向下拿揉颈椎两侧筋肉。

(6)拿揉颈项：在颈椎两侧膀胱经往返操作5~10遍。

(7)推桥弓：用食指桡侧缘自对侧耳后翳风穴沿胸锁乳突肌向下推至缺盆，先左后右，各1分钟。

(8)摩揉腹部：病人仰卧位，以中脘、气海为中心，摩揉上、下腹部3~5分钟。先掌摩后掌揉。在摩揉过程中，可配合按揉中脘、神阙、气海、关元、大横等穴。

(9)拿揉胸肌：用五指拿揉胸大肌1分钟。行双侧。

(10)按揉并擦腰骶：先按揉腰骶两侧膀胱经5~10遍，可配合点按肾俞、气海俞、大肠俞、关元俞与督脉命门、腰阳关等穴。再用两拳背上下擦腰骶部至温热。

(11)拿揉小腿：用五指拿揉小腿后面肌群1分钟。可配合按揉足三里、丰隆、三阴交三穴。

(12)擦涌泉：用食指、中指、无名指指腹向趾部方向擦涌泉至热。

(13)抹眼球：闭目，用中指、无名指自内向外缓慢压抹眼球数次。

(14)摩耳根：拇指在后、食指在前捏住耳廓，用拇指自上而下摩耳背降压沟1~2分钟。

五、自我调护

1. 减轻体重：体重增高和高血压密切相关，高血压患者体重降低对改善胰岛素抵抗、糖尿病、高血脂症和左心室肥厚均有益，减轻体重可通过降低每日热量及盐的摄入，加强体育活动等方法达到。有报道称，肥胖病人4年内减重4.5千克可维持血压正常，并撤抗血压药物。

2. 合理膳食：①减少钠盐的摄入量，首先要减少烹调用盐，以每人每日不超过6克为宜；②减少脂肪膳食，补充适量蛋白质，多吃蔬菜和水果，摄入足量钾、镁、钙。

3. 限制饮酒：酒精摄入量与血压水平及高血压患病率呈线性相关，高血压患者应戒酒或严格限制饮酒。每日摄入酒精<15~30克。

4. 加强运动：运动不仅可使收缩压和舒张压下降（6~7mmHg），且对减轻体重、增强体力、降低胰岛素抵抗有利。可根据年龄和身体状况选择慢跑、快步走、太极拳等不同的方式。建议做有规律的体力活动，每日步行或慢跑

3.5 千米。

5. 气功疗法：气功是我国传统的保健方法，通过意念的诱导和气息的调整，发挥自我调整作用。长期的气功锻炼可使血压控制较好，减少降压药量，并可使中风发生率降低。

6. 其他：学习处理心理压力，掌握放松技巧，保持健康的心理状态，减少精神压力和抑郁、戒烟等对高血压患者均十分重要。

六、自我保健推拿

1. 两手五指自然分开，同时从前发际经头顶及两侧缓慢按揉至枕后发际10～20遍。

2. 两手四指并拢，从前额正中开始，沿发际经太阳穴及耳后推按至枕后风池穴10～20遍。

3. 一手掌置于后颈部，手指与掌跟相对，用力做自上而下的捏拿法20～30次。

4. 重点按揉太阳穴和风池穴各半分钟。

5. 两手食指、中指并拢，同时按揉眼眶周围，反复5～10次。

6. 五指叩击头顶及两侧1分钟。

7. 两手交替拿捏两臂，至皮肤发热为止，用中指按揉对侧肩井穴半分钟，拇指按揉对侧曲池、内关、合谷等穴各半分钟。

8. 两手同时或交替拿揉小腿，然后用拇指点揉足三里、三阴交、承山、委中等穴，每穴半分钟。

9. 四指并拢搓揉涌泉穴，以发热为度。

10. 头痛头晕明显者，中指按揉太阳、百会、印堂、耳后高骨各半分钟；食指自内而外分摩坎宫10～20次；食指、中指推天门穴10～20次。

七、预防

1. 针对某些较为明确的发病因素，如精神因素、钠摄入量、肥胖、饮酒、吸烟、缺乏运动等进行积极的预防，提倡积极健康的生活方式。

2. 提高人群对高血压病及其后果的认识，尤其是有家族史的人群，做到及早发现和有效治疗，提高人们对高血压的知晓率、治疗率、控制率。

3. 对已经确诊高血压病的患者，做好对高血压导致的靶器官（心、脑、肾、血管等）损害并发症的二级预防也十分重要。就是要求患者认认真真地治疗和自我调护。

小常识

❓1. 原发性高血压诊断一旦确立，需要终身服药治疗。

这里我们要声明的是：原发性高血压诊断一旦确立，需要终身服药治疗（包括非药物疗法）。经过降压药物治疗后，血压得到满意控制，可逐渐减少降压药的剂量，但一般仍需长期用药，中止治疗后高血压仍将复发。

❓2. 长期服药者突然停药可发生停药综合征。

长期服药治疗者突然停药可发生停药综合征，即出现血压迅速增高、交感神经活性的表现，如心悸、烦躁、多汗、心动过速等；合并冠心病者，可出现心肌缺血发作及严重心律失常。

❓3. 为什么推拿桥弓穴能治疗高血压病？

桥弓穴为经外奇穴，位置在耳后翳风穴至缺盆呈一线。当各种原因导致高血压时，患者的桥弓穴处有胀硬的感觉，用拇指推或推揉桥弓穴，可使血压下降。解剖学证实桥弓穴在颈动脉窦的部位。颈动脉窦是一个重要的体表—内脏反射点，起调节血压的作用，当血压增高时，颈动脉窦内压力也随之增高，血管壁内的压力感受器因而感受管壁扩张所产生的牵张刺激，引起神经冲动释放，传递至延髓内的孤束核。自此核又经直接或间接的联系至迷走神经背核，经迷走神经及其心支至心脏，形成反射弧，致心率减慢。同时自孤束核至延髓网状结构内的血管运动中枢抑制缩血管中枢的活动，并引起血管的扩张。所以，这一反射的作用是使心率减慢，血管扩张，以致血压下降。推拿就是利用桥弓穴部位表浅、无阻碍的特点作为体表—内脏的反射来治疗高血压病的。

这里必须注意：推拿只能单程向下操作，且单侧交替进行，不可两侧同时进行。

第六节 冠心病

一、概述

(一) 定义

冠心病全称是冠状动脉性心脏病,包括冠状动脉粥样硬化性心脏病和冠状动脉功能性改变(痉挛),亦称"缺血性心脏病"。

(二) 中医认识

本病中医称为胸痹心痛,亦称"厥心痛""真心痛""胸痹"等,是指由邪痹心络、气血不畅、气滞血瘀,或痰浊阻于经络而致胸闷心痛,甚则心痛彻背、短气喘息不得卧等为主症的心脉疾病。

传统医学认为,胸痹心痛病位在心,但其发病与心、肾、肝、脾诸脏的盛衰有关,可在心气血阴阳偏虚或肝、肾、脾失调的基础上,兼有痰浊、血瘀、气滞、寒凝等病变,总属本虚标实之病症。治疗上当分标本虚实,标实当泻,尤重活血通脉治法;本虚宜补,尤其重视补益心气之不足。

(三) 分类

依照世界卫生组织 1979 年的分型标准,将冠心病分为五型,即原发性心搏骤停、心绞痛、心肌梗死、冠心病心力衰竭、心律失常。

(四) 推拿治疗冠心病的适应证

本病治疗必须具备内科急救诊治的基础才能采用推拿疗法。推拿对心绞痛或心肌梗死经急救后在恢复过程中有较好的效果,尤其是对左心功能不全者较佳。有报道,推拿对阵发性心动过速、传导阻滞等心律失常的治疗亦有较好的疗效。

需要声明的是,推拿对冠心病的治疗应以中西药物为主,把推拿疗法作为辅助疗法使用,才能保证治疗的安全有效。若心绞痛时间过长,或经手法治疗不能缓解,应立即服用药物治疗,同时去医院内科诊治,以防病发心肌梗死。

（五）推拿治疗冠心病的机理

通过临床研究，推拿治疗有提高心肺功能的作用，提高心脏功能尤为显著；优点是心功能提高而心肌耗氧量不增加，其机理推拿治疗是通过提高心肌无氧代谢来完成的。

推拿对神经系统具有双向调节的作用，可达到调节心律的作用，按摩后使外周阻力降低，减轻心脏负担，使心搏充实有力，心动过速得到调整。由此可见推拿对心律失常的治疗有较好的效果，若和西药配合则更具优势。

二、诊断与鉴别诊断

（一）诊断要点

1. 无症状型冠心病

无症状型冠心病亦称"隐匿型冠心病"。患者多中年以上，无症状，多是在体格检查时偶然被发现，其心电图（静息心电图或负荷心电图）有S-T段压低，T波低平或倒置等心肌缺血表现。此类患者虽然临床上尚无冠心病的表现，但是冠状动脉粥样硬化已经形成，可能突然转化为心绞痛或心肌梗死，亦可能逐渐转变为心肌硬化，个别患者亦可能猝死。

2. 心绞痛性冠心病

（1）典型心绞痛发作：即突然发生位于胸骨后（多在中、上段）的压榨性、闷胀性或窒息性疼痛，亦可涉及大部分心前区，可放射至左肩、左上肢内侧达无名指和小指，或至颈咽或下颌部。偶可伴有濒死的恐惧感。

（2）持续时间：疼痛出现后常逐渐加重，后在3~5分钟内逐渐消失，一般在停止原来诱发症状的活动后即缓解。舌下含用硝酸甘油也能在几分钟内使之缓解。可数天或数星期发作一次，亦可一日内多次发作。

（3）诱因：发作常由体力劳动或情绪激动（如愤怒、焦虑、过度兴奋等）所激发，饱食、寒冷、吸烟、心动过速、休克亦可诱发。疼痛发生于劳力或情绪激动的当时，而不是劳累之后。典型的心绞痛常在相似的条件下发生，但有时同样的劳力只在早晨而不在下午发病，提示心绞痛与晨间痛阈较低有关。

（4）检查：查心电图、动态心电图、运动负荷试验等以明确诊断。必要时做心肌酶谱测定，心电图动态观察。

（5）不典型心绞痛发作：疼痛可位于胸骨下段、左心前区或上腹部，放射至颈、下颌、左肩胛骨，疼痛很轻，或仅有左前胸不适发闷感。可多次复查心电图或心电图运动负荷试验，或做24小时的动态心电图连续监测。

（二）鉴别诊断

本病应与其他引起胸脘疼痛的疾病相鉴别。

1. 冠心病与胃脘痛的鉴别：后者疼痛的发生多在食后或饥饿之时，部位主要在胃脘部，多有胃脘或闷或胀，或呕吐吞酸，或不食，或便难，或泻痢，或面浮黄、四肢倦怠等证。而心痛则少有此类症状，多兼见胸闷胸痛、气短、心悸。

2. 冠心病与心脏神经症的鉴别：后者多见于青年女性。患者亦常述胸痛，但仅为短暂（几秒钟）的刺痛或持久（几小时）的隐痛，患者常喜欢不时地吸一大口气或做叹息性呼吸。疼痛部位多在左胸乳房下心尖的附近，或经常变动。症状多在疲劳后出现，而不在疲劳的当时，做轻度体力活动反而舒适，有时可耐受较重的体力活动而不发生胸痛或胸闷。含用硝酸甘油无效或10余分钟后才"见效"，常伴有心悸、疲乏及其他神经衰弱的症状。

（三）中医证候诊断

1. 心血瘀阻：心胸阵痛，如刺如绞，固定不移，入夜为甚，伴有胸闷心悸，面色晦暗。舌质紫暗，或有瘀斑，舌下络脉青紫，脉沉涩或结代。

2. 寒凝心脉：心胸痛如缩窄，遇寒而作，形寒肢冷，胸闷心悸，甚则喘息不得卧。舌质淡，苔白滑，脉沉细或弦紧。

3. 痰浊内阻：心胸窒闷或如物压，气短喘促，多形体肥胖、肢体沉重、脘痞、痰多口黏，舌苔浊腻，脉滑。痰浊化热则心痛如灼，心烦口干，痰多黄稠，大便秘结，舌红，苔黄腻，脉滑数。

4. 心气虚弱：心胸隐痛，反复发作，胸闷气短，动则喘息，心悸易汗，倦怠懒言，面色㿠白。舌淡暗或有齿痕，苔薄白，脉弱或结代。

5. 心肾阴虚：心胸隐痛，久发不愈，心悸盗汗，心烦少寐，腰酸膝软，耳鸣头晕，气短乏力。舌红，苔少，脉细数。

6. 心肾阳虚：胸闷气短，遇寒则痛，心痛彻背，形寒肢冷，动则气喘，心悸汗出。不能平卧，腰酸乏力，面浮足肿。舌淡胖，苔白，脉沉细或脉微欲绝。

7. 其他：临床中常见几个证型相兼夹出现，根据临床具体情况辨识。

三、病因病机与治疗原则

（一）冠心病发生的危险因素

冠心病的基础是冠状动脉粥样硬化，冠心病动脉发生狭窄和阻塞，或有血栓形成，最终发生心肌缺血和梗死。冠心病的发生因素：①高血压；②高血脂症；③吸烟；④糖耐量不正常；⑤Ａ型性格行为；⑥缺乏体力活动；⑦遗传。

（二）冠心病的病理

冠状动脉粥样硬化是因脂肪物质沉积所致，发展到一定程度，将影响到心肌的供血。早期血管轻度狭窄时，通过神经和体液的调节，心肌供血基本不受影响，病人无症状，运动负荷试验也不显出心肌缺血的表现。当管腔重度狭窄时，心肌供血的能力受损，心肌发生缺血而发病。

（三）中医关于冠心病病因病机的认识

本病症的发生多与寒邪内侵、饮食失调、情志失节、劳倦内伤、年迈体虚等因素有关。胸痹的主要病机为心脉痹阻，病位在心，涉及肝、脾、肾等脏。其临床主要表现为本虚标实，虚实夹杂。本虚有气虚、气阴两虚及阳气虚衰；标实有血瘀、寒凝、痰浊、气滞，且可相兼为病。

1. 寒凝心脉：素体阳虚，胸阳已属不足，胸阳不振，而阴寒内盛，复感寒邪，两寒相搏，寒凝心脉，寒主收引，既可抑遏阳气，又可使血行瘀滞，发为本病。

2. 气滞血瘀：郁怒伤肝，肝失疏泄，肝郁气滞，甚则气郁化火，灼津成痰。无论气滞或痰阻，均可使血行失畅，脉络不利，而致气血瘀滞，或痰瘀交阻，胸阳不运，心脉痹阻，不通则痛，而发胸痹。

3. 痰浊内阻：饮食不节，如过食肥甘厚味，或嗜烟酒而成癖，以致脾胃损伤，运化失健，聚湿生痰，或情志失节，忧思伤脾，脾运失健，津液不布，遂聚为痰，上犯心胸，阻遏心阳，胸阳失展，气机不畅，心脉闭阻，而成胸痹。

4. 心气虚弱：劳倦伤脾，脾虚转输失能，气血生化乏源，无以濡养心脉，拘急而痛。

5.心肾阳虚：积劳伤阳，心肾阳微，鼓动无力，胸阳失展，阴寒内侵，血行涩滞，而发胸痹。

6.心肾阴虚：中老年人，年过半百，肾气自半，年迈体虚，精血渐衰，痹阻不畅，亦发为胸痹。

（四）治疗原则

本病治疗必须具备内科急救诊治的基础，才能采用推拿疗法。治以活血化瘀、温阳通脉为主要原则。

四、推拿治疗

1.基本点穴法

（1）治则：行气通阳、化瘀止痛。

（2）取穴：内关、膻中、中府、云门、三阴交、神门。

（3）手法：揉法、推法、按法。

（4）操作

①患者仰卧位，医者双手指腹在胸部自上而下做推法3～5遍，然后沿肋骨做分推法3～5遍。

②在膻中穴及心前区处，分别用手掌轻揉3～5分，至胸部有热感为度。

③双手拇指在任脉循行上用按法揉法3～5分钟。

④按揉云门穴1～2分钟。

⑤拇指按揉双侧内关、神门二穴各1～2分钟，以有"得气"感为度。

⑥按揉双侧三阴交2分钟，以有"得气"感为度。

2.辨证点穴法

（1）气滞血瘀

①患者俯卧位，医者用双手掌或拇指揉背部两侧膀胱经10遍左右，以左侧为重点，重点按揉肺俞、心俞、肝俞、胆俞、膈俞、厥阴俞，每穴1分钟。

②指揉或掌根揉肩胛骨内侧缘，以左侧为重点，5分钟。

③拿按左侧上肢自肩至腕约10次。

④提拿肩井穴5次。

⑤按揉太冲穴5分钟。

（2）痰浊壅塞

①患者仰卧位，按揉中府、云门二穴各2分钟，以胸部发热，疼痛消失为度。

②按揉中脘、气海、丰隆各2分钟。

③患者俯卧位，按揉背部膀胱经10遍，重点为心俞、脾俞、胃俞、肺俞。

（3）心阳不振

①患者仰卧位，拇指重按百会穴1分钟，以有"得气"感为度。

②提拿肩井5次，以有"得气"感为度。

③患者俯卧位，沿膀胱经、华佗夹脊穴、督脉各按揉10遍，并重点按揉心俞、肺俞、命门、肾俞、腰阳关等穴，以左侧为主。

④搓揉足心，按揉涌泉穴，以发热为度。

五、注意事项

1. 推拿疗法对减轻和缓解心绞痛有较好的治疗效果。

2. 推拿疗法适合在间歇期进行，对于减少心绞痛发作、减轻症状以及心电图的改善，大有裨益。治疗时手法不宜过重，以病人感到轻微酸胀为度。同时要密切关注病情的变化，慎重处理，以防止发生意外。

3. 胸痹心痛一证有急有缓，对急重症应立即送医院紧急抢救，防厥防脱是减少死亡的关键。

4. 严格掌握适应证，按摩仅限于隐匿型心绞痛、轻度心绞痛，或心肌梗死经急救后在恢复过程中的患者，有较好的效果。对于严重者，应做全面检查和治疗。

六、自我调护

1. 冠心病病人，心痛发作时应告病人保持心情平静，使病人情志舒畅，建立战胜疾病的信心，减轻思想负担，不致过于紧张，以利于气血畅达，脏腑功能协调。

2. 胸痛发作时要及时休息，并立即自服速效止痛药物，避免加重病情，防止发生意外，如仍不能缓解，立即去医院诊治。

3. 预防本病，饮食上应注意避免过食肥甘、少食多餐、禁酒远酒，并注意纠正偏食，避免脾胃大伤。避免情绪波动，注意生活起居，寒温适宜，注意劳逸结合，坚持适当的体育锻炼。

4. 应保持大便通畅，切勿用力努解大便。

七、自我保健推拿

1. 仰卧或坐位，用双手掌自上而下推两胁肋部及前胸5～10遍。

2. 仰卧或坐位，右手食指、中指、无名指并拢，轻轻按揉两乳间膻中穴平面，使胸部感觉舒畅为度，约30次。

3. 仰卧位，将右手掌放在左胸部的心前区，做顺时针按揉2～3分钟，使心前区有热感为宜，然后用中指指端按揉中府、乳根穴各5分钟。

4. 按揉神门、内关、太渊、中脘四穴各1分钟。

5. 拇指、食指、中指三指捏拿上肢内侧5遍左右，有酸胀感为度。

6. 站立位，两手平举，手心向前，做扩胸运动10～20次。

八、健康指导

1. 从儿童开始预防：培养良好的生活方式及卫生习惯，坚持运动，防止肥胖，严禁吸烟，控制危险因素。

2. 脑力劳动者应有适当的体力活动有利于脂肪代谢：对已患冠心病者，运动可减少血栓形成，但运动量应以不出现症状为限。

3. 合理膳食：少食含胆固醇食物，限制总热量，有适当的蛋白质供应身体必需的氨基酸，选择富含维生素和纤维素的蔬菜瓜果。

4. 烟、茶及酒嗜好：应戒烟，忌饮烈性酒，饮茶及咖啡以不引起兴奋失眠为限。

5. 积极治疗相关疾病：对高血压、糖尿病、甲状腺功能减退、肾病综合征及高血脂等应积极治疗。

6. 药物治疗：用于已患此病者，要积极药物治疗。

小常识

? 1. 推拿疗法可以急救吗?

推拿治疗急症在人类与大自然的斗争中逐渐发展起来,最初仅是自然的本能动作。《周礼疏》有扁鹊用按摩治疗虢太子尸厥病的记载,可见先秦时期对急痛证的治疗已运用了按摩疗法。秦汉时期《黄帝内经》中对病症的病因、机理、治法等更是多有论述。《金匮要略》载按摩治疗自缢的人工呼吸法,华佗按摩用于术后缓解疼痛和康复治疗等。晋唐时期使急症推拿得到较大发展。葛洪《肘后方》确立了指针法,即以指代针,刺激性较强,用于危重症的治疗,如治中风恶死、心痛、腹痛等。明清时期小儿推拿体系形成,治小儿急症、惊风均有大量记载。至现代,现代医疗技术从理论到实践,对推拿治疗急症,特别是痛症方面都有了新的认识,如头痛、心绞痛、胃痛、腹痛、胆绞痛、肾绞痛、急性喉阻塞、急性尿结石、呃逆等内科杂病均有较好的效果。

(1) 急腹痛:包括急性胃肠炎、溃疡病、胆囊炎、结石、肠梗阻及单纯痉挛性疼痛等。治疗以穴位按摩为主,多以腹、背及四肢远端穴位为主。推拿治疗急腹痛,可改善腹部血液循环,缓解胃肠痉挛,提高痛阈,促进胃肠正常蠕动。清除食物停积及胀气,促进炎性物质排泄、吸收并增加白细胞吞噬能力起到抗炎作用,并减少胃液分泌,抑制蛋白酶活性,对溃疡起到修复作用,达到较好效果。

(2) 结石性疼痛:指胆结石、胆囊炎、肾结石、输尿管结石所致急性腹痛,多为绞痛,疼痛剧烈。推拿背部俞穴及双胆囊穴等可影响胆囊舒缩功能,促进胆汁分泌,缓解 addi 氏括约肌痉挛,促进胆汁的排泄,改善淤积阻塞状态并促进排石。再者,推拿劳宫穴、肾俞、阳陵泉、委阳穴和涌泉穴用于结石病人的治疗,可调整脏腑功能,解除尿路痉挛,促进结石的移动和下降,达到利尿排石的作用。效果较好,并可列为主要治疗手段之一。因此,对胆绞痛、肾绞痛的按摩治疗,止痛效果显著。可作为应急首选的辅助方法。

(3) 急性尿潴留:推拿中极穴可缓解疼痛,改善膀胱括约肌的紧张状态,增加腹压而达到解除尿潴留的作用。

(4) 其他:推拿治疗昏厥、中暑、急性阑尾炎、小儿肠套叠等均有大量报道,均采用穴位按摩为主,如点按人中、合谷、十宣、内关等,治疗方法较多,效果较佳。临床中,各科医生可均采用并予以推广。

> **?** 2. 心脏神经官能症推拿治疗有效吗？
>
> 心脏神经官能症运用推拿疗法治疗有满意效果，可运用调整脊柱颈段即颈椎病的治疗手法亦有效；对于伴有严重失眠和精神症状者，以上手法再配合神经衰弱的治法同样有效。

第七节　糖尿病

一、概述

（一）定义

糖尿病是由多种原因引起的以慢性高血糖为特征的代谢紊乱。高血糖是由于胰岛素分泌或作用缺陷，或者两者同时存在而引起。

（二）中医认识

糖尿病在中医学中属消渴范畴，早在2世纪的《黄帝内经》就有论述。消渴是以多尿、多饮、多食、乏力、消瘦，或尿有甜味为主要临床表现的一种疾病。本节之消渴病与西医学的糖尿病基本一致。西医学的尿崩症，因具有多尿、烦渴的临床特点，与消渴病有某些相似之处，可参考本节辨证论治。

（三）推拿治疗糖尿病的机理

糖尿病采用推拿手法治疗，对1型、2型糖尿病均有较好的疗效。其机理如下：

1. 降低血糖：血糖升高，则疲乏无力，甚或波及心、脑、肾、血管、神经，故以血糖升高为主要矛盾。治疗要突出降糖，用手法如按揉胰俞、摩揉腹部、按揉四肢肌群，可使中、小动脉充血，使糖代谢旺盛，起到消耗体内血糖的作用。同时肌肉推拿后，可激活肌肉上胰岛素受体，使血糖转化为肌糖，蓄于肌肉，从而有较为明显的降糖作用。患者的主动体育锻炼和练功，亦是降糖的较好保健方法，值得推广。

2. 调整胰腺功能：用推拿手法按揉胰俞穴以及胰脏在腹壁投影区，即左梁门经中脘至右梁门穴，进行摩揉法操作，可以改善胰腺功能。

二、诊断与鉴别诊断

（一）诊断要点

1. 口渴多饮、多食易饥、尿频量多、形体消瘦或尿有甜味等具有特征性的临床症状，是诊断消渴病的主要依据。

2. 有的患者初起时"三多"症状不明显，但若于中年之后发病，且嗜食肥甘厚味、醇酒辛辣之品，以及病久并发眩晕、胸痹心痛、中风、视力模糊、疮痈、皮肤瘙痒，尤其外阴瘙痒等病症者，应考虑消渴的可能性。

3. 由于本病的发生与禀赋不足有较为密切的关系，故消渴病的家族史可供诊断参考。

4. 相关检查：查空腹、餐后两小时血糖和尿糖、尿比重、葡萄糖耐量试验等，有助于确定诊断。病情较重时，尚需查血尿素氮、肌酐，以了解肾功能情况；查血酮，以了解有无酮症酸中毒；查二氧化碳结合力及血钾、钠、钙、氯化物等，以了解酸碱平衡及电解质情况。

（二）鉴别诊断

1. 口渴症：口渴症是指口渴饮水的一个临床症状，可出现于多种疾病过程中，尤以外感热病为多见。但这类口渴各随其所患病证的不同而出现相应的临床症状；不伴多食、多尿、尿甜、瘦削等消渴的特点。

2. 瘿病：瘿病中气郁化火、阴虚火旺的类型，以情绪激动，多食易饥，形体日渐消瘦，心悸，眼突，颈部一侧或两侧肿大为特征。其中的多食易饥、消瘦，类似消渴病的中消，但眼球突出，颈前生长肿物则与消渴有别，且无消渴病的多饮、多尿、尿甜等症。

（三）证候诊断

1. 上消肺热津伤证：烦渴多饮，口干舌燥，尿频量多，舌边尖红，苔薄黄，脉洪数。

2. 中消胃热炽盛证：多食易饥，口渴，尿多，形体消瘦，大便干燥，苔黄，脉滑实有力。

3. 中消中气亏虚证：口渴引饮，能食与便溏并见，或饮食减少，精神不振，四肢乏力，舌质淡，苔白而干，脉弱。

4. 下消肾阴亏虚证：尿频量多，混浊如脂膏，或尿甜，腰膝酸软，乏力，头晕耳鸣，口干唇燥，皮肤干燥，瘙痒，舌红苔少，脉细数。

5. 消渴伴有瘀血症：烦渴多饮，多食易饥，尿频量多。舌质紫暗，或有瘀点瘀斑，脉涩或结或代。

6. 其他：临床中常见几个证型相兼夹出现，根据临床具体情况辨识。

三、病因病机与治疗原则

（一）病因病机

消渴病的病因比较复杂，禀赋不足、饮食失节、情志失调、劳欲过度等原因均可导致消渴。消渴病变的脏腑主要在肺、胃、肾，尤以肾为关键。其病机主要在于阴津亏损，燥热偏盛，而以阴虚为本，燥热为标，两者互为因果。阴愈虚则燥热愈盛，燥热愈盛则阴愈虚。

消渴病虽有在肺、胃、肾的不同，但常常互相影响。如肺燥津伤，津液失于敷布，则脾胃不得濡养，肾精不得滋助；脾胃燥热偏盛，上可灼伤肺津，下可耗伤肾阴；肾阴不足则阴虚火旺，亦可上灼肺胃，终至肺燥胃热肾虚。故"三多"之症常可相互并见。

（二）治疗原则

本病的治疗以益气生津、养阴清热为基本治疗原则，结合辨证，分清上、中、下消，各有偏重。

四、推拿治疗

1. 治则：清热化燥、养阴生津。
2. 取穴：天门、膻中、丹田、中脘、合谷、曲池、足三里、三阴交。
3. 手法：揉法、拨法、按法、拿法、擦法、捏法等。
4. 操作

（1）开天门：用两手拇指尺侧缘自印堂向上交替推至前发际10余次。

（2）揉膻中：用拇指揉膻中穴半分钟。

（3）摩丹田：用掌摩丹田1～3分钟。

（4）揉摩中脘：用食指、中指、无名指并拢揉中脘，继摩之，共1～3分钟。

（5）摩揉上腹：用手掌摩揉上腹，重点是左梁门经中脘至右梁门穴区域，1～3分钟。

（6）拿上肢：用多指自上而下拿揉上肢数次。

（7）点廉泉：用中指点按廉泉10余次。

（8）揉肺俞：用中指揉肺俞半分钟，行双侧。

（9）揉擦背俞：沿脊柱两侧膀胱经、华佗夹脊穴，施以掌根揉、拇指拨揉或按揉、肘尖拨揉或按揉等手法，交替使用，重点是胰俞至肾俞，用拳背掌指关节揉双侧穴。继擦之，反复10～20分钟。以酸胀（"得气"感、舒适感）为度，注意手法要稳，力度要轻柔，不能使用突然而猛烈的暴力，不能滑动。

（10）按揉合谷、曲池：用拇指按揉二穴各1分钟，行双侧。

（11）拿下肢：自上而下，拿揉下肢各肌群3～5分钟。

（12）按揉足三里、三阴交、地机、血海：用双手拇指依次同时按揉双侧穴各1分钟。

（13）擦涌泉：用食指、中指、无名指并拢向足趾方向搓擦涌泉穴至热。

五、注意事项

1. 推拿疗法有一定的降糖作用，可帮助改善临床症状，但不能代替药物疗法。

2. 对糖尿病酮症酸中毒者，不能用推拿疗法。

3. 病情较重时，尚需查血尿素氮、肌酐，以了解肾功能情况；查血酮，以了解有无酮症酸中毒；查二氧化碳结合力及血钾、钠、钙、氯化物等，以了解酸碱平衡及电解质情况。如有昏迷、休克等低血糖危象，或酮症酸中毒出现时应及时到医院内科就诊。

六、自我调护

1. 本病除外，注意生活调摄具有十分重要的意义，尤其是节制饮食，具有基础治疗的重要作用。在保证机体合理需要的情况下，应限制粮食、油脂的摄入，忌食糖类，饮食宜以适量米、麦、杂粮，配以蔬菜、豆类、瘦肉、鸡蛋等，定时定量进餐。

2. 戒烟酒、浓茶及咖啡等。

3. 保持情志平和，制订并实施有规律的生活起居制度。

七、自我保健推拿

1. 坐位，双手握拳用虎口处轻轻叩击脊柱两侧，酸痛部位多施手法。
2. 两手按揉双侧下肢肌肉丰厚处，并按揉足三里、阴陵泉、三阴交各1分钟。
3. 掌揉上腹，以中脘为中心，按揉3～5分钟。
4. 食指、中指、无名指并拢搓揉涌泉穴发热为度。
5. 头痛者按揉太阳、眼周2～3分钟。

八、体育锻炼原则

推拿治疗的同时，配合运动可增强疗效，相得益彰。推拿加运动可增强机体对胰岛素的敏感性，有助于在一定程度上降低血糖、血脂，增强体质。

1. 体育锻炼的最好时间宜在餐后1小时开始，饭前锻炼容易造成低血糖。
2. 体育锻炼要根据年龄、性别、体力情况、病情轻重及有无并发症等不同情况，进行循序渐进的适当活动，要长期坚持。
3. 锻炼时，应随身携带少量物品，如点心、糖块等，一旦低血糖可吃少许，以免出现意外。

九、健康指导

对糖尿病的易感人群，以及已有糖尿病潜在表现的人群，要有针对性地通过改变和减少不利的环境、行为因素，采取非药物干预措施，最大限度地减少糖尿病的发生。

1. 预防的主要对象

（1）有糖尿病家族史者。

（2）从我国传统生活方式改变为现代生活方式者。

（3）肥胖者，体重指数 [BMI= 体重（kg）÷ 身高（m）^{2}] ≥ 25。

（4）以往有妊娠糖代谢异常及分娩巨大胎儿史者。

（5）高血压、血脂异常或早发冠心病者。

（6）老年人。

2. 预防措施

（1）防止和纠正肥胖。

（2）避免高脂肪饮食。

（3）饮食热量要保证合理体重和工作生活能力，食物成分合理。

（4）避免和减少对糖代谢不利的药物。

（5）增加体力活动。

（6）最好对所有妊娠妇女于第 6 个月做口服葡萄糖耐量试验。

小常识

1. 什么是空腹血糖？

空腹的定义是至少 8 小时没有热量的摄入，此时所测量的血浆中的葡萄糖称为空腹血浆葡萄糖，简称"空腹血糖"。

2. 什么是随机血糖？

随机血糖是指一天当中任意时间，而不管上次进餐的时间所测得的血浆葡萄糖。

3. 葡萄糖耐量试验（OGTT）是怎么回事？

葡萄糖耐量试验是检查并确诊糖尿病的一种比较准确的方法。当血糖高于正常范围而又没达到诊断糖尿病标准者，须进行口服葡萄糖耐量试验，简称 OGTT。葡萄糖耐量试验一般在清晨进行。世界卫生组织（WHO）推荐成人口服 75g 葡萄糖，溶于 250～300ml 水中，5 分钟内饮完，2 小时后再测静脉血浆葡萄糖。儿童按每千克体重 1.75g 计算，总量不超过 75g。

4. 糖尿病的诊断标准是什么？

（1）症状＋随机血糖 ≥ 11.1mmol/L。

（2）症状＋空腹血糖 ≥ 7.0mmol/L。

（3）症状＋OGTT中2小时血浆葡萄糖（2HPG）≥11.1mmol/L。

以上任意一条成立即可诊断为糖尿病，症状不典型者，需另一天再次证实。但不主张做第三次OGTT。

5. 尿糖阴性就一定能排除糖尿病吗？

尿糖阳性是诊断糖尿病的重要线索，但尿糖阴性并不能排除糖尿病的可能。并发肾小球硬化时，肾小球滤过率降低，肾糖阈增高，此时血糖升高，而尿糖呈假阴性。反之肾糖阈降低（如妊娠），虽然血糖正常，但是尿糖可呈阳性。每日4次尿糖定性检查（三餐餐前和晚上9～10时或分段检查）和24小时尿糖定量可作为判断疗效指标，并供调整降糖药物剂量的参考。

6. 血糖升高一定就是糖尿病吗？

众所周知，高血糖是糖尿病的主要特征之一，但体检时发现血糖高于正常值时可不要随随便便就给自己戴上"糖尿病"的帽子。因为糖尿病虽然表现为血糖升高，但是并不是所有的血糖升高都是糖尿病。如下列情况均可表现为血糖升高，但均不是糖尿病：

（1）肝炎、肝硬化等各种肝脏疾病引起肝糖原储备减少时，可出现餐后血糖一过性升高。如积极治疗肝脏疾病，血糖便可恢复正常。

（2）应激状态下的急性感染、创伤、脑血管意外、烧伤、心肌梗死、剧烈疼痛等，此时胰岛素拮抗激素、促肾上腺皮质激素、肾上腺髓质激素、生长激素（这些激素均具有升高血糖的作用）等分泌增加，胰岛素分泌相对不足，使血糖升高。当应激状态消除后血糖会降至正常。

（3）饥饿时和慢性疾病患者体力下降时，可引起糖耐量减低，使血糖升高。积极治疗慢性疾病，改善体质可使血糖恢复正常。

（4）服用一些影响糖代谢的药物，如糖皮质激素、噻嗪类利尿剂、速尿、女性口服避孕药、烟酸、阿司匹林、消炎痛等，均可引起一过性的血糖升高。停药后，血糖会很快恢复正常。

（5）一些内分泌性疾病，如肢端肥大症、皮质醇增多症、甲状腺功能亢进症等，可引起继发性血糖升高。原发病得到有效控制后，血糖可逐渐降至正常。

因此，体检发现血糖升高时，一定要排除引起血糖升高的上述因素，经医生确诊为糖尿病后，方可有针对性地口服一些降糖药物，千万不要未经医生确诊就随便服用降糖药物。

第八节　神经衰弱

一、概述

（一）定义

神经衰弱是一种以脑和躯体功能衰弱为主的神经症，精神易兴奋又易疲劳，表现为紧张、烦恼、易激惹等情感症状及肌肉紧张性疼痛和睡眠障碍等生理功能紊乱症状。

（二）发病特点

本病多见于青壮年，多缓慢起病，可追溯出长期的应激因素，病程较长，时轻时重。该病属中医学的郁症范畴。

二、诊断与鉴别诊断

（一）诊断要点

1.情感症状：如烦恼、心情紧张、易激惹等，常为生活琐事而心情不悦，易回忆往事，联想增强，不能自制。精神易疲劳，注意力难以集中。现实生活中矛盾重重，感到困难，难以应付。

2.兴奋状态：感到精神易兴奋，但无言语运动增多。有时对声光敏感，难以忍受。

3.肩背四肢肌肉紧张性疼痛或头晕、头痛，四处求医，但无阳性体征。

4.睡眠障碍：如入睡困难、多梦、醒后感到不解乏，睡眠感丧失，睡眠觉醒节律紊乱。

5.心理生理障碍：如头晕眼花、耳鸣、心慌、胸闷、腹胀、消化不良、尿频、多汗、阳痿、早泄，或月经紊乱等。

患者至少有上述症状两项，且符合症状标准至少已3个月。

（二）鉴别诊断

神经衰弱的病人，自知力完整，对自己的病情明显关注，求治心切。在环境因素影响下，病情反复波动。应请精神科医生会诊以排除早期精神分裂症、抑郁症、其他神经症及症状性精神病所致的神经衰弱症状群。

（三）证候诊断

1. 气郁化火证：症见失眠、性情急躁易怒、胸胁胀满、口苦而干，或头痛、目赤、耳鸣，或嘈杂吞酸、大便秘结，舌质红，苔黄，脉弦数。

2. 心脾两虚证：症见失眠、多梦易醒、多思善疑、头晕神疲、心悸胆怯、健忘、食欲缺乏，面色不华，舌质淡、苔薄白，脉细。

3. 肝肾不足证：症见失眠、多梦、情绪不宁、心悸不安、健忘、五心烦热、盗汗、腰膝酸软、口咽干燥，舌红少津，脉细数。

三、病因病机与治疗原则

（一）病因病机

西医学认为神经衰弱与下列因素有关：
1. 长期、过度精神紧张与脑力劳动。
2. 过度负性情绪（不愉快的情绪）体验。
3. 生活环境、规律的被改变及与之相伴的情绪波动。
4. 长期生活无规律。
5. 与个人性格因素关系极大，此类患者性格多不开朗、敏感、多疑、自卑、依赖性强、缺乏自信等。

以上因素均可导致大脑皮层的抑制过程减弱，引起过度兴奋与迅速疲惫而发病。

中医学认为主要因七情而致病，发病与肝的关系最为密切，其次涉及心、脾。

1. 情志所伤，肝失疏泄、脾失健运、心失所养，或肝郁化火，可致心火偏亢。
2. 思虑、忧伤、惊恐过度而劳伤心脾，心血不足，不能上奉心神，心神失养则不寐；脾主运化，主四肢肌肉，脾伤则水谷精微失运，化源不足则神疲肢乏。

3. 先天不足有赖后天补养，病久不治，后天不补，肾水亏虚，不能上济心火，致心火独亢，心肾不交，则阴阳失和，病情加重。

（二）治疗原则

本病为典型的功能性疾病，单纯推拿治疗完全可以治愈，且疗效十分明显。一般治疗本病，常从不寐入手，治以舒肝解郁、补益心脾、交通心肾之法，收效较好。配合中药、针灸效果更佳。

四、推拿治疗

1. 治则：舒肝解郁，补益心脾，交通心肾。
2. 取穴：膻中、中脘、气海、关元、脐、内关、神门、足三里、三阴交，以及推拿特定穴之天门、坎宫、太阳、耳后高骨、百会等。
3. 操作

（1）按揉任脉：患者仰卧，医生用拇指按揉任脉自膻中穴至中极穴3~5分钟，并重点按揉膻中、中脘、气海、关元各1分钟。

（2）摩揉全腹：患者仰卧，医生用全掌以脐为中心摩揉全腹，先掌摩后掌揉3~5分钟，以腹内发热为度。

（3）振脐：患者仰卧，医生以手掌内劳宫对于患者脐部，施用振法1~2分钟。

（4）患者仰卧，医生按揉足三里、三阴交各1分钟。

（5）按揉膀胱经：患者俯卧，医生用掌根或拇指按揉背部膀胱经3~5分钟，重点心俞至肾俞，手法宜轻柔。

（6）患者端坐位：①开天门20~30次；②推坎宫20~30次；③运太阳1~2分钟；④揉耳后高骨1~2分钟；⑤拿五经1~2分钟；⑥拿肩井；⑦五指叩击头部及两侧1~2分钟；⑧按揉内关、神门二穴各1分钟。

（7）辨证施法：①肝郁化火者，加按肝俞、太冲；②心脾两虚者，加心俞、脾俞；③肝肾不足者，加按揉肾俞、八髎、太溪、擦涌泉。以上每穴15~30分钟。

五、注意事项

1. 医务人员深入了解病史，详细进行检查，用诚恳、关怀、同情、耐心的态度对待病人，取得患者的充分信任，这在神经衰弱的治疗及护理中具有重要作用。

2. 对神经衰弱患者，应做好精神治疗的工作，使病人能正确认识和对待疾病，增强治愈疾病的信心，并解除情志致病的原因，以促进郁证的完全治愈。若患者存在严重的谵妄虚幻，应及时到精神病专科医院就诊。

六、自我调护

1. 正确对待各种事物，避免忧思郁怒，防止情志内伤，是防治神经衰弱的重要措施。
2. 建立正常的人格和正确的人生观，正确对待自我。
3. 争取家人以及周围人群的理解和支持，创造一个良好的环境。

第九节 亚健康——慢性疲劳综合征

一、概述

（一）健康的定义

世界卫生组织对健康下的定义是："不仅仅是没有疾病和虚弱，而是身体、心理和社会适应的完满状态。"

世界卫生组织的健康定义包含了三个范围——躯体、心理、社会，即要求躯体没有不适、心理精神完善健全、社会适应良好。也就是说，要称得起健康，不仅能吃能睡、能说话能思维、身上没有病痛，而且还要能在社会立足谋生，能与周围的人群合得来。这样的人才算得上健康。之所以要这样规定，其原因主要是今天的世界已大大超越了过去的时代。当今时代，科技高度发达，生物医学飞速发展，躯体上的感染损伤医治已相对容易，因此问题也越来越少，但对头脑的要求，也就是对知识的要求却越来越高，越来越严，越来越难，因此头脑功能问题日渐上升突出。今天社会的高科技，一方面需要群体团队，另一方面包含着激烈的竞争，这样人间关系的处理又有了更高的要求，关系处理不好，缺乏社交能力，失去社会和谐，就不能算当今时代的健康人。

躯体、心理、社会三者是密切相关的。今天的躯体损害，主要是生理功能损害，如头晕、头痛、耳鸣、失眠（神经系统），心跳心悸、血压升高（循环系统），腹胀嗳气、腹泻便秘（消化系统），是最常见的生理功能损害。但心理健康是最重要的健康。

（二）亚健康的定义

亚健康状态是指无器质性病变的一些功能性改变，又称"第三状态"或"灰色状态"。因其主诉症状多种多样，又不固定，也被称为"不定陈述综合征"。它是人体处于健康和疾病之间的过渡阶段，在身体上、心理上没有疾病，但主观上却有许多不适的症状表现和心理体验。

（三）亚健康状态的代表症状

正是因其主诉症状多种多样，又不固定，也被称为"不定陈述综合征"。亚健康在临床上常被诊断为疲劳综合征、内分泌失调、神经衰弱、更年期综合征等。其在心理上的具体表现是：精神不振、情绪低沉、反应迟钝、失眠多梦、白天困倦、注意力不集中、记忆力减退、烦躁、焦虑、易惊等。在生理上则表现为疲劳、乏力、活动时气短、出汗、腰酸腿疼等。此外，还有可能出现心血管系统疾病，如心悸、心律不齐等。临床治疗可参考这些病症的治疗方法。

（四）慢性疲劳综合征的定义

慢性疲劳综合征（Chronic Fatigue Syndrome，CFS）是一种以长期极度疲劳为突出表现，同时伴有低热、淋巴结肿痛、肌肉酸痛、关节疼痛、神经精神症状、免疫学异常和其他非特异表现的综合征。1988年3月由美国疾病控制中心（CDC）定名。

二、诊断与鉴别诊断

(一) 亚健康状态常见的 24 种临床表现

①浑身无力；②容易疲倦；③思想涣散；④坐立不安；⑤心烦意乱；⑥头脑不清爽；⑦头痛；⑧耳鸣；⑨面部疼痛；⑩眼睛疲劳；⑪视力下降；⑫鼻塞眩晕；⑬咽喉异物感；⑭手足发凉；⑮手掌发黏；⑯手足麻木感；⑰便秘；⑱颈肩僵硬；⑲胃闷不适；⑳睡眠不良；㉑心悸气短；㉒容易晕车；㉓起立时眼前发黑；㉔早晨起床有不快感。

(二) 慢性疲劳综合征的诊断标准

美国疾病控制中心修订了慢性疲劳综合征的诊断标准，得到国外医学界的公认。

主要标准必须具备下列 2 项：

1. 不明原因的持续或反复发作的严重疲劳、持续 6 个月或以上，充分休息后症状得不到缓解，活动水平较健康时下降 50%。

2. 除有相同症状的其他疾病：如甲状腺功能减退、药物副作用所致医源性疲劳、慢性肝炎、恶性肿瘤、自身免疫性疾病、感染性疾病、神经肌肉疾病、中毒等。

次要标准则需具备下列症状的 4 条或 4 条以上，且持续存在 6 个月或 6 个月以上：

1. 记忆力下降或注意力不集中。
2. 咽喉炎。
3. 颈部或腋窝淋巴结触痛。
4. 肌痛。
5. 多发性非关节炎性关节疼痛。
6. 新出现的头痛。
7. 睡眠障碍。
8. 劳累后持续不适。

客观标准至少具有以下症状、体征中的 2 项：

1. 低热，口腔体温 37.6℃ ~ 38.0℃，或肛门体温 37.9℃ ~ 38.8℃。

2. 非渗出性咽喉炎、咽喉部疼痛持续时间较长。

3. 颈部或腋下淋巴结轻度肿大，有压痛。

（三）证候诊断

1. 心脾两虚证：神倦乏力、心悸健忘、少寐多梦、面色萎黄、食少纳呆、腹胀便溏、气短神怯，或有皮下出血、经少经闭，舌淡嫩苔白、脉细弱。

2. 肝脾不和证：神疲乏力、胸胁胀满、喜太息、精神抑郁或心烦易怒、口苦咽干、纳食减少、腹胀便溏，苔白、脉弦。

3. 肝肾阴虚证：乏力神疲、视物昏花、眩晕耳鸣、口干咽燥、烦热盗汗、虚烦不眠、筋脉拘急或麻木或疼痛、腰膝酸软、尿黄便干、舌红少苔、脉细弦数。

4. 脾肾阳虚证：乏力神疲、形寒肢冷、面色㿠白、腹部冷痛、下利清谷、腰酸膝冷、小便频数、面浮肢肿、阳痿遗精、宫寒不孕、带下清稀、舌淡胖、边有齿印，脉沉迟细弱。

三、病因病机与治疗原则

（一）病因病机

1. **造成亚健康——慢性疲劳综合征的因素**

有关专家研究表明，造成亚健康的因素主要有以下四种：一是由于过度疲劳造成的精力、体力透支。由于竞争的日趋激烈，人们用心、用脑过度，身体的主要器官长期处于入不敷出的非正常负荷状态。二是由于人体的自老化，表现出体力不足、精力不支、神会适应能力降低。三是现代疾病（心脑血管疾病、肿瘤等）的前期。在发病前，人体在相当长的时间内不会出现器质性病变，但在功能上已经发生了障碍，如胸痞气短、头晕目眩、失眠健忘等。四是人体生物周期中的低潮时期。即使是健康人，也会在一个特定的时期内处于亚健康状态，例如女性在月经来潮前表现出的烦躁、不安、情绪不稳、易激动等。

2. **慢性疲劳综合征的中医病因病机**

引起本病的原因主要有烦劳过度、情志不畅、禀赋不足或大病后失于调理等，导致脏腑亏损、气血阴阳不足、气机失调，造成慢性疲劳综合征。

本病的临床表现，如极度疲劳、乏力、衰弱、微热、咽痛、淋巴结肿痛、肌痛、精神抑郁、健忘、失眠等，均为脏腑亏损、气血阴阳不足、气机失调所致，其基本病机可概括为虚与郁，病位涉及五脏，但主要在肝脾。脾为气血生化之源，化源不足，气血清阳无以实肢体，则困倦乏力，四肢肌肉酸痛；不能达于上则头晕；不能养心神则心悸健忘；不能滋养先天之肾，则肾精不足，致精少、经闭。肝藏血，主筋，喜调达，恶抑郁，精神压力或过度劳累可致肝之疏泄失常，气血阻滞，形气精血消耗，致使多脏受累，出现精神不安、困顿、抑郁和疲劳等症。

（二）治疗原则

治疗本病的基本原则是疏调气机、开通气血、安神定志、解痉止痛、调整脏腑气血阴阳。保守治疗中，推拿不失为一个疗效较好的无创的治疗方法，极易为患者所接受。

四、推拿治疗

（一）头面部手法

可疏风清热、安神镇静、通络止痛，以消除低热、头痛、眩晕、心烦急躁、抑郁等头面部和精神症状。

（1）开天门：见感冒章节。

（2）推坎宫：见感冒章节。

（3）运太阳：见感冒章节。

（4）揉耳后高骨：见感冒章节。

（5）揉印堂：用拇指桡侧缘按揉印堂穴半分钟。

（6）重拿肩井：重拿肩井及周围1~3分钟，亦可配合拿揉或按揉法，令患者微汗出。

（7）拿揉风池：用拇指、中指或食指端拿双侧风池穴10余次，继揉1~2分钟。

（8）拿揉颈项：用三指拿揉颈项椎体两侧及膀胱经3~5分钟，以通阳解表，发汗止痛。

（9）按百会：30~60秒，以升提阳气。

（10）拿五经：医生五指拿头顶督脉和两旁太阳、少阳经，称"拿五经"。

一般是自前额经头顶及两侧向后至枕部,止于两侧风池穴。

（11）叩击肩背：半空拳叩击双肩和双肩胛间隙。

（12）叩击头顶：五指指端叩击头顶及两侧1分钟。

（13）体虚者可配合按揉或按压足三里1～2分钟,或捏脊5～6遍。

（14）按揉外关、曲池：用拇指按揉二穴各半分钟,行双侧。

（二）咽喉部手法

以清咽利喉,消除咽喉肿痛。

（1）颈前部：患者仰卧位,医生坐于一侧先轻抹喉结两侧1分、1.5寸及两者中线等三条侧线,继之以一指禅推法或拿揉法施于喉结两侧10分钟左右,再按揉人迎、水突、廉泉、阿是穴、天突、膻中诸穴,手法须轻快柔和。

（2）项背部：患者坐位,医者立于后侧先拿风池、哑门,可拿中带揉,再按揉肺俞,然后拿揉颈项两侧及按揉或推揉两侧胸锁乳突肌,最后拿按肩井。

（三）腰背部手法

可舒筋通络、解痉止痛,以消除腰背疼痛,解除疲劳,并调整内脏功能,强身健体。

（1）患者俯卧或端坐,医生以拇指、掌根,或第2～4指间关节做揉、推、滚法施于腰背部两侧膀胱经,重点按揉心、肝、肺、脾、肾等各脏腑俞穴5～10分钟。

（2）按揉或弹拨肩胛骨内侧缘、肩胛骨内上角、冈上窝及腰背部痛点等处筋结或筋索,5～10分钟。

（3）点揉华佗夹脊穴2～3分钟。

（4）患者俯卧,医生由上而下,叠掌按压脊柱两侧各1～3遍。

（5）拍肩背部2～3分钟。

（四）腹部手法

直接调整脏腑气血阴阳的失调,改善内脏功能,健脾强身,促进消化吸收。

（1）按揉中脘：用拇指按揉中脘穴3分钟。

（2）揉天枢：用两拇指同揉双侧穴3分钟。

（3）揉脐：用掌揉脐1~2分钟。

（4）按揉气海、关元：食指、中指同时按揉两穴1分钟。

（5）摩揉腹部：先掌摩，后掌揉，自中脘穴向下至耻骨联合，5~10分钟。力量适中，速度缓慢。

（6）按揉大肠俞：用食指、中指二指按揉同侧穴1分钟，行双侧。

（7）揉擦腰骶：用掌揉腰骶部，重点八髎3~5分钟，继擦之至热。

（8）按揉支沟：用拇指按揉双侧支沟穴1分钟。

（9）按揉承山：用拇指按揉双侧承山穴1分钟。

五、预防

预防和消除亚健康的关键是养成良好的生活习惯，劳逸结合，平时注意锻炼身体，适当参加一些户外活动。膳食合理，饮食要少盐、少糖，应多吃高蛋白的食物，如豆制品等。要多吃新鲜蔬菜、瓜果、鱼和水产品，这样可以补充人体所必需的各种营养物质、维生素和微量元素。同时还要注意不要暴饮暴食或偏食。暴饮暴食会造成消化道器质病变，偏食会因为缺乏某种营养物质而诱发亚健康状态。

> **❓小常识**
>
> 现代都市人常会出现这样的情况：有时觉得自己心慌、气短、浑身乏力，但心电图显示却很正常；不时地头痛、头晕，可是到医院一检查，发现血压和脑电图也没什么问题。说他病，无证据，说他健康，却不符合标准。这时一个新的概念出现了，这就是亚健康。全国卫生组织调查表明：处于亚健康状态的人，以中老年人居多，占45%以上，在一些从事企业管理、商业活动的人中，这个比例更高。这主要是因为生活和工作节奏的加快，竞争日趋激烈，人们的心理承受能力不断加重的缘故。另外，汽车司机，尤其是出租车司机处于亚健康状态的人所占比例更高。青少年中处于亚健康状态的人所占比例较少，这一年龄层的高发人群是面临中考和高考的学生，这主要是由于过度疲劳以及精神紧张等因素造成的。
>
> 因此，我们提出：珍惜生命，走出亚健康！

第十节 胃脘痛

一、概述

（一）定义

胃脘痛系因胃气郁滞、气血不畅所致。临床以上腹部近心窝处经常发生疼痛为主症的消化道疾病，亦称"心下痛"。

（二）胃脘痛可见于西医的哪些疾病

本病是临床常见的一种症状，多见于现代医学中的急慢性胃炎、溃疡病、胃痉挛及胃神经官能症等疾病。

二、诊断与鉴别诊断

（一）诊断要点

1. 临床症状

本病以胃脘部疼痛为主症，常伴痞闷或胀满、嗳气、泛酸、嘈杂、恶心、呕吐等症。

2. 诱发因素

发病常与情志不畅、饮食不节、劳累、受寒等因素有关。

3. 检查

（1）上消化道 X 线钡餐检查、纤维胃镜及组织病理活检等，可见胃、十二指肠黏膜炎症、溃疡等病变。

（2）大便或呕吐物隐血试验强阳性者，提示并发消化道出血。

（3）B 超、肝功能、胆道 X 线造影有助于鉴别诊断。

（二）鉴别诊断

主要是胃脘痛与心痛的鉴别。在古代文献中，常把胃痛与心痛混称，其实两者有明显区别。胃痛的病位在胃脘，即上腹部；而心痛的病位则在胸中。胃痛以钝痛、隐痛为常见，亦有疼痛剧烈如针刺者，但一般不如心痛之剧烈。心痛的疼痛表现为绞急如割，痛彻胸背，发时心悸、憋闷，病人常有濒死的感觉。胃痛一般预后较好，而心痛一般病情较重。

（三）证候诊断

1. 寒邪犯胃：胃脘冷痛暴作，呕吐清水痰涎，畏寒喜暖，口不渴。苔白，脉弦紧。
2. 胃热炽盛：胃痛急迫或痞满胀痛，嘈杂吐酸，心烦，口苦或黏。舌质红，苔黄或腻，脉数。
3. 肝胃气滞：胃脘痞胀疼痛，或攻窜胁背，嗳气频作，苔薄白，脉弦。
4. 食滞胃肠：胃脘胀痛，嗳腐吞酸，或呕吐不消化食物，吐后痛缓，苔厚腻，脉滑或实。
5. 瘀阻胃络：胃痛较剧，痛如针刺或刀割，痛有定处，拒按，或大便色黑，舌质紫暗，脉涩。
6. 胃阴亏虚：胃痛隐作，灼热不适，嘈杂似饥，食少口干，大便干燥，舌红少津，脉细数。
7. 脾胃虚寒：胃痛绵绵，空腹为甚，得食则缓，喜热喜按，泛吐清水，神倦乏力，手足不温，大便多溏，舌质淡，脉沉细。

三、病因病机与治疗原则

（一）病因病机

胃痛的发生，主要由外邪犯胃、饮食伤胃、情志不畅和脾胃素虚等因素导致胃气郁滞，胃失和降，不通则痛。胃痛的病变部位在胃，但与肝、脾的关系极为密切。

1. 外感寒、热、湿诸邪，内客于胃，皆可致胃脘气机阻滞，不通则痛。
2. 饮食不节，或过饥过饱，损伤脾胃，胃气壅滞，致胃失和降，不通则痛。
3. 忧思恼怒，伤肝损脾，肝失疏泄，横逆犯胃，脾失健运，胃气阻滞，均致胃失和降，而发胃痛。

4. 素体脾胃虚弱，运化失职，气机不畅，或中阳不足，中焦虚寒，失其温养而易发生疼痛。

（二）治疗原则

治疗以理气和胃止痛为主。审证求因，辨证施治。邪盛以祛邪为急，正虚以扶正为先，虚实夹杂者，则当祛邪扶正并举。

四、推拿治疗

1. 治则：理气和胃止痛。
2. 取穴：中脘、上脘、天枢、气海、关元、脾俞、胃俞、足三里、胸夹脊。
3. 手法：按法、揉法、摩法、擦法、搓法。
4. 操作

（1）先沿任脉按揉上、中脘、气海、关元，往返操作 5～10 分钟，使温热感深透于胃腑。

（2）再用鱼际揉中脘、天枢、气海约 5 分钟。

（3）用两手拇指依次同时按揉足三里双侧穴各 1 分钟，以酸胀为度。

（4）用拇指按揉两侧内关穴各 1 分钟。

（5）按揉背俞及夹脊穴，用拇指或拳背掌关节按揉脊柱两侧膀胱经及胸夹脊，重点脾俞、胃俞各 1～2 分钟。

（6）肝气犯胃者，搓胁肋，用两掌自腋下搓摩胁肋至脐 1～3 分钟。并按章门、期门、膻中、内关各 1 分钟。

（7）食滞胃痛者，仰卧位用掌摩中脘 3～5 分钟。改俯卧位按揉双脾俞、胃俞、八髎穴各 1～2 分钟。消食导滞，润肠通便而止痛。

（8）擦腰，用掌背自脾俞向下擦两侧腰部至热。

（9）根据急则治其标、缓则治其本的原则，凡胃痉挛疼痛剧烈者，宜先止痛为主，方法是俯卧位，重按或按揉脾、胃俞区域，以左侧为主，持续 2～3 分钟，即能达到理气止痛的目的。胸闷堵塞者，配以按揉内关穴，症状即可缓解。然后再行上述治疗。

五、注意事项

上消化道出血患者或出现肌紧张甚至僵板者，禁用手法治疗，以免加重出血倾向，造成医疗事故。

六、自我调护

1. 胃脘痛病人应重视精神与饮食的调摄。患者要愉快、开朗，饮食切忌暴饮暴食，或饥饱不匀；一般可少食多餐，以清淡易消化的食物为宜。
2. 胃痛持续不已者，应在一定时间内进流质或半流质饮食。
3. 慎用对胃黏膜有刺激性的药物，如必须服用，宜在饭后服用。

七、自我保健推拿

1. 用手掌在上腹部做顺时针和逆时针方向按揉各 50～100 次。
2. 中指揉脐 30～50 次。
3. 拇指或中指按揉足三里、三阴交各 1 分钟。

小常识

❓ 1. 如何用西医学解释按摩能治疗急性胃肠痉挛？

胃肠痉挛性疼痛，在发作时疼痛较剧烈，可用较重的刺激按揉背部胸椎 T6～T12 两旁的压痛点（相当于肝、胆、脾、胃俞部位），持续刺激 2 分钟以上，则立即止痛。其原理是：重刺激对中枢神经其兴奋作用，中枢神经在兴奋状态下交感神经处于优势，而选取的部位又是支配病变脏器的脊髓阶段，通过植物中枢反射，使胃、肠交感神经兴奋性提高，则胃肠蠕动减少、张力降低、分泌减少，从而解除了急性胃肠痉挛性剧痛。

❓ 2. 如何用西医学解释按摩能治疗胃肠功能衰弱（胃下垂）？

对胃肠功能衰弱（胃下垂）引起的胃痛，可用按、揉、弹拨等手法作用于揉背部胸椎 T6～T12 两旁俞穴，但手法要轻，治疗时间要长。因为较长时间的轻揉刺激可使交感中枢受到抑制，相对来说，副交感神经（迷走神经）兴奋性提高，这样胃肠活动加强，平滑肌张力增高，症状得以缓解。临床还可以直接摩揉腹部，因为腹部是唯一柔软的体腔，按胃肠的蠕动规律进行推拿手法治疗可直接加强胃肠功能。

❓3. 什么是胃肠疾病的"老八穴"？

在中医上，针对消化系统疾病的治疗，有一个共性的取穴治疗方法，即取中脘、气海，以及左右的天枢、内关、足三里八个穴。临床验证，推拿或针刺此八个穴，可适用于整个消化系统疾病的治疗。

第十一节　泄泻（慢性腹泻）

一、概述

（一）定义

泄泻系因感受外邪，或饮食内伤，致脾失健运，传导失司，以大便次数增多，质稀溏或如水样为主要表现的病症。

（二）中医认识

泄泻可见于现代医学中的急慢性肠炎、肠功能紊乱、肠结核以及过敏性肠炎等疾病。一年四季均可发生，而以夏、秋两季较为多见。传统医学认为，本病病位在脾胃与大小肠，而脾虚、湿盛是本病的主要病机。泄泻的治疗大法为运脾化湿。

（三）推拿治疗泄泻的类型

泄泻一症，法定均需在肠道门诊医治，只有久治不愈的非传染性慢性腹泻，才有可能转来推拿治疗。而推拿疗法对慢性腹泻，包括慢性肠炎、慢性结肠炎、慢性溃疡性结肠炎等均有较好的疗效。急性腹泻则不在推拿的治疗范围。

二、诊断与鉴别诊断

（一）慢性腹泻诊断要点

1. 大便稀薄，次数增多，质稀溏。可伴腹胀、腹痛等症。
2. 慢性久泻起病缓慢，病程较长，反复发作，时轻时重。
3. 饮食不当、受寒凉或情绪变化可诱发。
5. 大便常规可见少许红、白细胞，大便培养致病菌阳性或阴性。
6. 必要时做 X 线钡剂灌肠或纤维肠镜检查。

（二）慢性腹泻鉴别诊断

本病当与痢疾相鉴别。泄泻以大便次数增加，粪质稀溏，甚则如水样，或完谷不化为主证。大便不夹有脓血，也无里急后重，腹痛或有或无。而痢疾以腹痛、里急后重，利下赤白脓血为主证。

（三）慢性腹泻证候诊断

1. 脾气亏虚：大便溏薄，夹有不消化食物，稍进油腻则便次增多，伴有神疲乏力。舌质淡，苔薄白，脉细。
2. 肾阳亏虚：晨起泄泻，大便夹有不消化食物，脐腹冷痛，喜暖，形寒肢冷。舌淡胖，苔白，脉沉细。
3. 肝气郁滞：腹痛肠鸣泄泻，每因情志不畅而发，泻后痛缓。舌质红，苔薄白，脉弦。

三、病因病机与治疗原则

（一）病因病机

1. 脾胃虚弱，先天不足，禀赋虚弱，或素体脾胃虚弱，不能受纳运化食物，易致泄泻。
2. 久病失治，脾胃受损，日久伤肾，脾失温煦，运化失职，水谷不化，积谷为滞，湿滞内生，遂成泄泻。
3. 忧郁恼怒，精神紧张，易致肝气郁结，木郁不达，横逆犯脾；忧思伤脾，土虚木乘，均可使脾失健运，气机升降失常，遂致本病。

泄泻主要病机是脾虚湿盛，脾胃运化功能失调，肠道分清泌浊、传导功能失司。其基本病机变化为脾胃受损，湿困脾土，肠道功能失司，病位在肠，脾失健运是关键，同时与肝、肾密切相关。病理因素与湿邪关系最大，但可夹寒、夹热、夹滞。

（二）治疗原则

泄泻的治疗当首辨虚实，大凡虚者多属慢性腹泻，治疗当以健脾止泻；实证多属急性腹泻，治以通腑止泻为原则，然后再分寒、热、气郁和伤食等予以治疗。兼有伤食者，佐以消导。久泻以脾虚为主，当以健脾为法。因肝气乘脾者，宜抑肝扶脾；因肾阳虚衰者，宜温肾健脾。

四、推拿治疗

1. 治则：健脾祛湿，疏肝理气，和胃消食，温补脾肾。
2. 取穴：胸腹部的穴位有上脘、中脘、下脘、天枢、神阙、关元、气海、膻中、期门、章门；背部的穴位有膈俞、肝俞、胆俞、脾俞、胃俞、肾俞、八髎；下肢的穴位有足三里、上巨虚。
3. 手法：摩法、按法、揉法、擦法。
4. 操作

（1）点三脘：仰卧位，食指、中指、无名指三指同时点按上、中、下三脘，可按中带揉，1～3分钟。亦可顺时针、逆时针各100次。

（2）压中脘、下脘、关元：用三指，随患者呼吸持续依次按压三穴各1～2分钟。

（3）按天枢：用两手拇指或拇指、食指按天枢穴，可按中带揉1～2分钟。

（4）点气海、关元：要求同（1）。

（5）摩揉腹部：先掌摩，后掌揉，自中脘穴向下至耻骨联合，2～3分钟。力量适中，速度缓慢，以有热感透入腹内为好。

（6）揉脐：用掌揉脐1～2分钟。

（7）擦胁腹：两掌自胁擦向小腹至热。亦可配合按揉膻中、期门、章门。

（8）按揉背俞：俯卧位，双手掌指叠揉背部膈俞、肝俞、胆俞、脾俞、胃俞、肾俞、八髎等穴，至少 5 分钟，以酸胀为度。

（9）擦腰骶：自肾俞至大肠俞，掌擦 1～2 分钟，两侧同时做。

（10）按揉下肢足三里、上巨虚：拇指每穴 1 分钟。双手同时操作，酸胀为度。

五、自我调护

1. 治疗的同时，必须注意饮食调护，避免生冷油腻等食物，才能有助于提高疗效。

2. 预防泄泻要注意加强锻炼，增强体质，加强饮食卫生和水源管理，不吃腐败变质的食物，不喝生水，生吃瓜果要烫洗，要养成饭前便后洗手的良好习惯。

3. 泄泻患者应给予流质或半流质饮食，忌食辛热肥甘厚味之品。若暴泻耗伤胃气，可给予淡盐汤、饭汤、米粥等以养胃气。若属虚寒泄泻，亦可予以淡姜汤饮之，温以振脾阳，调和胃气。

六、自我保健推拿

1. 摩揉小腹：患者两手摩擦至热，先掌摩，后掌揉，自中脘穴向下至耻骨联合，2～3 分钟。力量适中，速度缓慢，以有热感透入腹内为好。
2. 掌揉胃脘：用手掌大鱼际或近掌根部按揉胃脘，顺时针和逆时针各 50 次。
3. 直擦腰骶：双手四指上下摩擦腰骶肾俞至八髎部，发热为度。
4. 配合点穴：点按天枢、中脘、足三里、三阴交各 1 分钟。

第十二节 便 秘

一、概述

（一）定义

便秘系因气阴不足，或燥热内结，腑气不畅所致，以排便间隔时间延长，大便干结难解为主要临床表现的病症。

（二）便秘可见于哪些疾病

可见于现代医学中的习惯性便秘，全身衰弱致排便动力减弱引起的便秘，肠神经官能症、肛裂痔疮直肠炎等肛门直肠疾患引起的便秘等。传统医学认为，便秘主要在于大肠传导失司，但与肺、脾、肾等脏腑功能密切相关。便秘的治疗应用以通下为主。

二、诊断与鉴别诊断

（一）诊断要点

1. 排便时间延长，3天以上一次，粪便干燥坚硬。
2. 重者大便艰难，干燥如栗，可伴少腹胀急、神倦乏力、胃纳减退等症。
3. 排除肠道器质性疾病。

（二）鉴别诊断

便秘者腹部切诊，左下腹可扪及条索状包块，少数便秘日久者，腹部可多处扪及大小不等的包块，均为粪块所致，须与积聚鉴别。便秘之包块，通下之后即消失或减少，积聚之包块，通下之后，依旧不变。

（三）证候诊断

1. 肠道实热：大便干结，腹部胀满，按之作痛，口干或口臭。舌苔黄燥，脉滑实。
2. 肠道气滞：大便不畅，欲解不得，甚则少腹作胀，嗳气频作。苔白，脉细弦。
3. 脾虚气弱：大便干结如栗，临而无力努挣，挣则汗出气短，面色㿠白，神疲气怯。舌淡，苔薄白，脉弱。
4. 脾肾阳虚：大便秘结，面色萎黄无华，时作眩晕、心悸，甚则小腹冷痛，小便清长，畏寒肢冷。舌质淡，苔白润，脉沉迟。
5. 阴虚肠燥：大便干结，状如羊屎，口干少津，神疲纳呆。舌红，苔少，脉细小数。

三、病因病机与治疗原则

（一）病因病机

1. 对便秘病因病机的认识

便秘发病的原因归纳起来有饮食不节、情志失调、外邪犯胃、禀赋不足等。病机主要是热结、气滞、寒凝、气血阴阳亏虚引起肠道传导失司所致。便秘的基本病变属大肠传导失常，同时与肺、脾、胃、肝、肾等脏腑的功能失调有关。

（1）肠胃燥热：素体阳盛，或饮酒过多，或过食辛辣肥甘厚味，导致肠胃积热，胃热过盛，津伤液耗，则肠失濡润，大便干结。

（2）肠道气滞：情志失调，忧郁思虑过度，或久坐少动，每致气机郁滞，不能宣达，于是通降失常，传导失职，糟粕内停，不得下行，而致大便秘结；或气郁化火伤津，则腑失通利。

（3）阴寒凝聚：素体阳气不足，或年老体衰，肾阳不足，寒自内生，则阴寒凝滞，津液不通，传导不利，导致便下无力，大便艰涩。

（4）阴虚肠燥：肾阴不足，则肠道失润。

（5）气血不足：素体虚弱，或病后、产后及年老体虚之人，气血两亏，气虚则大肠传送无力，血虚则津枯肠道失润，导致大便干结，便下困难。

2. 便秘的类型

（1）功能性便秘

①单纯性便秘：便秘主要是进食过少，或食物过精、缺少足量的纤维，产生粪质量少，对结肠的刺激亦减少；不良生活习惯，缺少运动亦是原因之一；排便习惯受到干扰，如旅游、外出、精神紧张、恐惧、居住环境的改变、生理规律被打乱等原因，未能及时排便；滥用泻药，长期应用泻药形成对药物的依赖，影响倡导排便反射的敏感性，生理排便能力减退。

②习惯性便秘：长年便秘而无特殊症状，且对健康影响不大者。

③肠道易激综合征：各种原因导致肠道平滑肌运动障碍，亦可引发便秘。

（2）器质性便秘

许多肠道器质性病变可引发便秘，如胃及十二指肠溃疡、肠梗阻、痔或肠道的良性或恶性肿瘤、直肠疾患、甲状腺功能减退、先天性巨结肠症等。内分泌及代谢疾病，如尿崩症、低血钾症；神经病变，如脑瘤、脑血管病；应用某些药物，如阿托品、氢氧化铝凝胶。

（二）治疗原则

便秘的治疗应用润肠通下推拿手法为主，再针对不同的病因采取相应的治法。实秘为邪滞肠胃、壅塞不通所致，故以祛邪为主。给予泻热、温散、通导之法，使邪去便通；虚秘为肠失润养、推动无力而致，故以扶正为先，给予益气温阳、滋阴养血之法，使正盛便通。亦可配合中药及针灸调理。

四、推拿治疗

1. 治则：润肠通便。
2. 取穴：中脘、天枢、神阙、大肠俞、八髎。
3. 手法：揉法、按法、摩法、擦法。
4. 操作

（1）按揉中脘：用拇指按揉中脘穴3分钟。

（2）揉天枢：用两拇指同揉双侧穴3分钟。

（3）揉脐：用掌揉脐1~2分钟。

（4）按揉气海、关元：食指、中指同时按揉两穴1分钟。

（5）摩揉腹部：先掌摩，后掌揉，自中脘穴向下至耻骨联合，5~10分钟。力量适中，速度缓慢。

（6）推腹：用四指面，自左下腹向上直推1~2分钟，重点有腹部肠型和硬块之处。

（7）按揉大肠俞：用食指、中指二指按揉同侧穴1分钟，行双侧。

（8）推七节骨：自第四腰椎，用三指向下直推至长强半分钟。

（9）揉擦腰骶：用掌揉腰骶部，重点八髎，继擦之至热。

（10）按揉支沟：用拇指按揉双侧支沟穴1分钟。

（11）按揉承山：用拇指按揉双侧承山穴1分钟。

（12）辨证施法：①肠道燥热者，重点按揉八髎、支沟。②气机郁滞者，加按肺俞、肝俞、膻中。③气血不足者，加按三阴交、捏脊。④阴寒凝聚者，加按脾俞、胃俞，直擦命门至八髎。⑤阴虚肠燥者，加按足三里、三阴交、血海。

以上推拿手法,每日一次,20次为一疗程。推拿时虚证手法要柔和,实证手法稍重。

五、注意事项

1. 推拿治疗便秘主要以胃肠功能紊乱所致的功能性便秘为主。遇有肠道肿瘤、肠梗阻、肠绞窄等原因引起的器质性便秘的患者,应禁止推拿手法治疗。
2. 手术后的患者施用手法治疗时,宜轻柔和缓,并避开手术刀口。
3. 手法操作之前,患者不宜过饱或过饥,最好在睡觉之前进行。
4. 顽固性便秘,大便干硬,可配合其他疗法,如用蜜煎导、猪胆汁导、灌肠、服用泻药、坐浴,或甘油栓之类纳入肛门中,使大便易于排出,以免局部损伤。

六、自我调护

1. 预防:养成定时排便的良好习惯,建立排便反射,可使大部分单纯性便秘患者避免发作或减少发作。
2. 饮食:调整饮食结构,多是粗粮、多渣食物以及蔬菜水果,多饮水。应注意避免过度煎炒,不可过用酒类、辛辣,亦不可过食寒凉生冷。可适当服用含油脂的果实,如胡桃肉、松子、瓜子等,或以温水调服蜂蜜、香油。
3. 起居:生活起居避免久坐少动,宜多活动以流通气血;定时登厕;避免过度七情刺激,保持精神舒畅。便秘时不可滥用泻药,因使用不当,反使便秘加重。
4. 宜忌:心、脑血管病患者,以及高血压、极度虚弱、糖尿病患者排便时禁忌过度用力,以防意外。

七、自我保健推拿

1. 双手掌重叠在小腹部做顺时针方向推揉50～100次,力量可稍重。
2. 五指自然分开,用四指快速推摩八髎穴部2～3分钟,再用空拳叩击八髎穴部 2～3 分钟。

3. 提捏全腹 1～2 分钟，以腹内有热感为度。

4. 指揉天枢、气海、关元、足三里、照海各 1 分钟。

5. 老年性习惯性便秘努挣不下者，当有便意时，自行用双手四指向下推骶段督脉 20～30 次后，即行排便，可使之顺畅。

小常识

1. 如何用西医学解释按摩治疗便秘的机理？

以柔和的手法，如揉法、按法等刺激八髎穴，通过反射，使中枢受到抑制，而骶部 S2～S4 副交感神经兴奋；同时因直接刺激 S2～S4 神经，也促使 S2～S4 副交感神经兴奋。由于降结肠、直肠的交感相对抑制，副交感相对兴奋，降结肠、直肠的蠕动增加，肛门括约肌松弛。另外，顺肠蠕动方向摩揉腹部，可直接加强肠蠕动，促进排便。

2. 介绍几种治疗便秘的简易手法。

（1）轻摩腹部、轻振腹部：此手法有双向性调节胃肠功能的作用，因此适用于各型便秘。

（2）按揉天枢：患者仰卧，两腿屈膝，全身放松，医生或家人用强手法，顺时针按揉两侧胃经的天枢穴，先右后左，约 5 分钟后即感轻微腹痛，并有酸、胀、麻之感。每晚 1 次，连续 7 天为一个疗程。

（3）按揉少腹：患者仰卧，全身放松，心静气平，双目微闭，意守丹田，患者用左手掌和右手四指交替从左腹部向肛门方向按揉 10 分钟，力量可稍重，每日 1～2 次。

第十三节　遗　精

一、概述

（一）定义

遗精是指在睡眠当中，不因性生活刺激而精液遗泄的病证。其中因梦境中有性交生活而遗精的称梦遗，无梦而遗精，甚至清醒时精液流出的谓滑精。滑精多因梦遗发展而来，两者病因病机基本一致，治法亦相同。

（二）生理性遗精与病理性遗精的鉴别

必须指出，凡成年未婚男子，或婚后夫妻分居，长期无性生活者，一月遗精1～2次属生理现象。如遗精次数过多，每周2次以上，或清醒时流精，并有头昏、精神萎靡、腰腿酸软、失眠等症，则属病态，为病理性遗精。

（三）病理性遗精的常见疾病

西医学中的神经衰弱、神经官能症、前列腺炎、精囊炎，或包皮过长、包茎等疾患，造成以遗精为主要症状者，与本病类似，可参阅本篇内容辨证治疗。

二、诊断与鉴别诊断

（一）诊断要点

1. 男子梦中遗精，每周超过2次以上；或清醒时，不因性生活而排泄精液者。
2. 常伴有头昏、精神萎靡、腰腿酸软、失眠等证。
3. 本病常有恣情纵欲、情志内伤、久嗜醇酒厚味等病史。
4. 相关检查。遗精一证在西医学中常可伴见于多种器质性疾病中。为查明病因，体格检查有无包茎、包皮过长、包皮垢刺激、直肠指诊、前列腺B超。前列腺液常规检查有助于前列腺炎诊断。精液抗原检查可帮助发现精囊炎。

（二）病症鉴别

1. 遗精与早泄的鉴别

遗精是指没有进行性交的情况下而精液流出。早泄是性交时精液过早泄出，而影响性生活。诚如《沈氏尊生书》所描述"未交即泄，或乍交即泄"，明确指出了早泄的特征，以此可资与遗精鉴别。

2. 遗精与走阳

走阳是指性交时精泄不止，如《医宗必读·遗精》所言"有久旷之人，或纵欲之人，与女交合，泄而不止，谓之走阳"。而遗精是没有同房而精液流出，以此可区别两者。

3. 遗精与精浊

遗精与精浊都是尿道有白色分泌物流出，流出物均来自于精室。但精浊常在大便时或排尿终了时发生，尿道口有米泔样或糊状分泌物溢出，并伴有茎中作痒作痛，痛甚如刀刻火灼，而遗精多发生于梦中或情欲萌动时，不伴有疼痛。

（三）证候诊断

1. 君相火旺证：少寐多梦，梦则遗精，阳事易举，心中烦热，头晕目眩，口苦胁痛，小溲短赤，舌红，苔薄黄，脉弦数。

2. 湿热下注证：遗精时作，小溲黄赤，热涩不畅，口苦而腻，舌质红，苔黄腻，脉濡数。

3. 劳伤心脾证：劳则遗精，失眠健忘，心悸不宁，面色萎黄，神疲乏力，纳差便溏，舌淡苔薄，脉弱。

4. 肾气不固证：多为无梦而遗，甚则滑泄不禁，精液清稀而冷，形寒肢冷，面色㿠白，头昏目眩，腰膝酸软，阳痿早泄，夜尿清长，舌淡胖，苔白滑，脉沉细。

三、病因病机与治疗原则

（一）病因病机

1. 中医学认为本病的发生多由劳心太过、欲念不遂、饮食不节、恣情纵欲诸多因素而致

其基本病机总属肾气不固，或热扰精室而致肾失封藏，精关不固。其病位在肾，与心、肝、脾三脏密切相关。

（1）君相火旺、心肾不交：若劳心太过，心有欲念，所愿不得，以致君火亢于上，心失主宰，则精自遗。肝肾内寄相火，相火因肾精的涵育而守位秉命，其系上属于心。若君火妄动，相火随而应之，势必影响肾之封藏。故君相火旺或心、肝、肾阴虚火旺皆可扰动精室而成遗泄。

（2）湿热下注、精室受扰：若久嗜醇酒厚味，脾胃湿热内生，下扰精室则迫精外泄。

（3）劳伤心脾、气不摄精：劳倦思虑太过、耗伤心脾，心火上炎，则不摄肾精；脾气下陷，气不摄精而成遗精。

（4）肾气亏虚、精关不固：如久病体虚，或过早手淫，或纵欲太过等因素影响肾之封藏功能，则精关不固，精液外泄，发生遗精。

2. 西医学认为引起病理性遗精的主要原因

（1）缺乏正确的性知识，长期、持续地观看、思考与性有关的问题，又缺乏应有的性知识及正确引导，使自身经常处于性冲动中；或以前有手淫的习惯，使大脑皮层持续存在兴奋灶，从而可随时诱发本病。

（2）生殖系统局部患有某些疾病，形成局部连续的不良刺激，从而引起遗精，如包皮炎、尿道炎、前列腺炎等。

（3）某些慢性疾病，许多慢性疾病患者体质过于虚弱，神经功能失调亦可引起遗精。

（4）其他原因，如内裤过紧等。

（二）治疗原则

本症宜以补肾固精为主要治疗原则，但需辨明阴损、阳虚，对症治疗，才能有较好的治疗效果。君相火旺证，宜清心泄肝；湿热下注证，宜清热利湿；劳伤心脾证，调补心宜脾，益气摄精；肾气不固证，宜补肾固精。

四、推拿治疗

（一）患者俯卧

1. 拿肩井：双手拇指、食指拿肩井5～10次。
2. 揉夹脊：左手掌置于右拇指之上，掌指叠揉夹脊穴5～10遍。
3. 分推膀胱经：两手拇指向两侧分推膀胱经3～5遍。亦可按揉膀胱经。
4. 按揉肾俞、命门、三焦俞、八髎各按揉1～2分钟。
5. 横擦肾俞与命门：以透热为度。

（二）患者仰卧

1. 推任脉：推揉任脉自中脘穴至中极穴2～3分钟。
2. 摩揉小腹：逆时针摩揉小腹3～5分钟。

3. 按揉气海、关元、中极三穴：各按揉2分钟。

4. 掌揉或振关元区：医生内劳宫对应关元穴施振法1分钟，幅度要小、速度要快；或掌揉关元5～10分钟。使小腹有温热松弛的感觉。

5. 开天门20～30次；推坎宫20～30次；揉太阳1～2分钟；按揉百会、睛明、内关、三阴交各1分钟。

（三）辨证加减

1. 君相火旺证：加①拇指按揉足三里、神门、太溪、三阴交各1分钟；②按揉心俞、肾俞各2～3分钟；③捏脊5～6遍。

2. 湿热下注证：加①拇指按揉三焦俞、肾俞、小肠俞、膀胱俞、八髎各2分钟；②拇指按压阴陵泉、三阴交各1分钟；③按揉天枢1～2分钟；④拿揉足三里、丰隆各1分钟。

3. 劳伤心脾证：加①拇指按揉心俞、脾俞、胃俞、肾俞各1～2分钟；②按揉足三里、三阴交、血海各2～3分钟；③按揉神门、内关各1分钟。

4. 肾气不固证：加①患者俯卧，医生指揉或掌揉足太阳膀胱经两侧线3～5遍，再按揉心俞、志室、肾俞各1分钟；②医生在中极穴用手掌随患者呼吸，缓慢向会阴方向持续按压约3～5分钟；③按揉八髎、擦涌泉，透热为度。

五、注意事项

1. 推拿治疗中，在施行腹部手法时，宜轻柔和缓，以患者自觉舒适为佳。推拿治疗本病，最好在临睡前施术，也可不拘时限。

2. 推拿治疗遗精确有疗效，根据患者病情可配合针灸及药物治疗，以增强疗效。

3. 对于患有慢性前列腺炎、前列腺肥大等疾病者，应先治疗原发疾病。

六、自我调护

1. 注意精神调养，排除杂念，不接触黄色书刊、影像，不贪恋女色。

2. 避免过度脑力劳动，做到劳逸结合，丰富文体活动，适当参加体力劳动和锻炼，对本病大有裨益。

3. 少食醇酒厚味及辛辣刺激性食品。

4. 注意生活起居，节制性欲，戒除手淫，夜晚进食不宜过饱，睡前用温水洗脚，被褥不宜过厚、过暖，衬裤不宜过紧，养成侧卧习惯。

七、自我保健推拿

1. 擦丹田：先将两手搓热，然后以左手托阴囊，右手手掌擦丹田50～100次。可左右手交替进行。

2. 擦腰骶：两手五指自然伸直，置于腰骶部，自肾俞至八髎来回摩擦约1分钟。以透热为度。

3. 按会阴：中指指端按压会阴穴约50次，按压时可配合缩肛门、提小腹。

4. 擦涌泉：四指搓擦两侧涌泉穴各100次。

第十四节　阳　痿

一、概述

（一）定义

阳痿是指成年男子性交时，由于阴茎痿软不举，或举而不坚，或坚而不久，无法进行正常性生活的一种病症。

（二）一时性阳痿不属病态

对发热、过度劳累、情绪反常等因素造成的一时性阴茎勃起障碍，不能视为病态。

（三）阳痿可见于哪些疾病

阳痿可见于性神经衰弱和某些慢性虚弱性疾病。西医学认为阳痿是指阴茎不能勃起或虽能勃起但不能完成性交。是男性性功能障碍的一种常见病。

（四）阳痿的分类

西医学认为阳痿有原发性和继发性之分，继发性阳痿又有器质性和功能性之别。

1. 原发性阳痿，指从未有过阴茎勃起和射精，多为青春前期性功能减退所致。

2. 继发性阳痿，指原来性生活正常，后来出现阴茎勃起障碍以致勃起不能。继发性阳痿有器质性和功能性之别。

（1）功能性阳痿：又称"神经性阳痿"，指经过仔细检查，没有发现可以引起阳痿的疾病，完全是由于精神因素引起的，多由于过度紧张，或过度担心性交失败等因素所致。这类阳痿经过及时、准确的治疗，是完全可以治愈的。

（2）器质性阳痿：多由于生殖器畸形，或继发于心、肺、肾、脑等多种疾病之后，或由于某些内分泌疾病及生殖器炎症所致。临床常见的致病原因有前列腺炎、尿道炎、海绵体炎以及睾丸疾病等。其他如外伤、脊髓病变、药物中毒等亦能导致阳痿。未矫正畸形，或未治愈原发疾病，则本病无法治愈。又因本病症情复杂，所以治疗上有一定的困难。

二、诊断与鉴别诊断

（一）诊断要点

1. 成年男子性交时，阴茎痿而不举，或举而不坚，或坚而不久，无法进行正常性生活者，但须除外阴茎发育不全引起的性交不能。

2. 常有神疲乏力，腰酸膝软，畏寒肢冷，夜寐不安，精神苦闷，胆怯多疑，或小便不畅，滴沥不尽等症。

3. 本病常有房劳过度，手淫频繁，久病体弱或有消渴、惊悸、郁证等病史。

4. 阳痿在西医学上有精神性与器质性之别，除常规检查尿常规、前列腺液、血脂外，还可做夜间阴茎勃起试验，以鉴别精神性与器质性疾病。如属后者应查血糖、睾酮、促性腺激素等，检查有无内分泌疾病。还需做多普勒超声、阴茎动脉测压等确定有否阴茎血流障碍。排除上述病证后，酌情可查肌电图、脑电图以了解是否属神经性疾患。

（二）鉴别诊断

阳痿与早泄的鉴别。阳痿是指欲性交时阴茎不能勃起，或举而不坚，或坚而不久，不能进行正常性生活的病证。而早泄是同房时，阴茎能勃起，但因过早射精，射精后阴茎痿软的病证，两者在临床表现上有明显差别，但在病因病机上有相同之处，若早泄日久不愈，可进一步导致阳痿。故阳痿病情重于早泄。

（三）证候诊断

1. 命门火衰证：阳事不举，或举而不坚，精薄清冷，神疲倦怠，畏寒肢冷，面色㿠白，头晕耳鸣，腰膝酸软，夜尿清长，舌淡胖，苔薄白，脉沉细。

2. 心脾亏虚证：阳痿不举，心悸，失眠多梦，神疲乏力，面色萎黄，食少纳呆，腹胀便溏，舌淡，苔薄白，脉细弱。

3. 肝郁不舒证：阳事不起，或起而不坚，心情抑郁，胸胁胀痛，脘闷不适，食少便溏，苔薄白，脉弦。

4. 惊恐伤肾证：阳痿不振，心悸易惊，胆怯多疑，夜多噩梦，常有惊吓史，苔薄白，脉弦细。

5. 湿热下注证：阴茎痿软，阴囊潮湿，搔痒腥臭，睾丸坠胀作痛，小便赤涩灼痛，胁胀腹闷，肢体困倦，泛恶口苦，舌红，苔黄腻，脉滑数。

三、病因病机与治疗原则

（一）病因病机

本病的病因主要有劳伤久病，饮食不节，七情所伤，外邪侵袭，其基本病机为肝肾心脾受损，气血阴阳亏虚，经络空虚；或肝郁湿阻，经络失畅导致宗筋失养而成。

1. 命门火衰：房事太过（包括手淫），或年老精亏，阴损及阳，命门火衰而成阳痿。

2. 心脾亏虚：思虑过度，忧郁气结，耗伤心脾，气血两虚，宗筋失养，而致阳痿。

3. 肝郁不舒：精神因素，致肝失疏泄，气机阻滞，气血不运，宗筋失养，则宗筋所聚不能。

4. 惊恐伤肾：胆小多虑，或房事中受到惊吓，惊则气乱，恐则气下，以致神志散失，血气分离，阴阳不合，宗筋失纵，发为阳痿。

5. 湿热下注：过食醇酒厚味，产生湿热，湿热下注，肝肾被郁，宗筋弛纵，发为阳痿。

(二) 治疗原则

首先要对本病做出准确的诊断，分清是器质性病变还是神经性病变。对于后者，推拿疗法有较好的疗效。当以温肾壮阳或滋养肝肾为根本大法。然后分清虚实，辨证施治。

1. 命门火衰证：治以温肾壮阳。
2. 心脾亏虚证：治以补益心脾。
3. 肝郁不舒证：治以疏肝解郁。
4. 惊恐伤肾证：治以益肾宁神。
5. 湿热下注证：治以清利湿热。

四、推拿治疗

(一) 患者俯卧

（1）拿肩井：双手拇指、食指拿肩井 5～10 次。

（2）揉夹脊：左手掌置于右拇指之上，掌指叠揉夹脊 5～10 遍。

（3）按揉膀胱经：左手掌置于右拇指之上掌指叠揉，或用肘揉膀胱经两侧线 5～10 遍；再用两手拇指向两侧分推膀胱经 3～5 遍。

（4）按揉肾俞、腰俞、肝俞、命门、八髎：各 1～2 分钟。

（5）侧板腰椎：左右各 1 次。

（6）捏脊法：5～6 遍。

（7）擦肾俞与命门：以透热为度。

(二) 仰卧位

（1）推任脉：推揉任脉自胸骨柄下至中极穴 2～3 分钟。

（2）摩揉全腹：以脐为中心逆时针摩揉全腹 3～5 分钟。

（3）按揉气海、关元、神阙、中极：各 2 分钟。

（4）掌揉或振关元区：医生内劳宫对应关元穴施振法 1 分钟，幅度要小、速度要快；或掌揉关元 5～10 分钟。使小腹深部有温热松弛的感觉。

（三）端坐位

开天门 20～30 次；推坎宫 20～30 次；揉太阳 1～2 分钟；揉耳后高骨 2 分钟；五指轻叩头部 1 分钟；按揉百会、睛明、内关、三阴交各 1 分钟。

（四）辨证加减

1. 命门火衰证：加①按揉太溪 1 分钟；②按揉气海、关元时可随呼吸轻轻向会阴及耻骨联合方向按压，以患者腰骶部、少腹及双下肢内侧有酸胀感为度；③按揉足三里、三阴交各 2 分钟。

2. 心脾亏虚证：加①揉心俞、脾俞各 2 分钟；②按揉足三里、三阴交各 2 分钟；③拿揉内关 1 分钟。

3. 肝郁不舒证：加①拿揉颈项 5～10 分钟；②中指轻揉膻中 2 分钟；③拿揉肩井 5～10 次，按揉背部肩胛骨内缘压痛点 5 分钟。

4. 惊恐伤肾证：加①按胆俞、心俞各 3 分钟；②重点推拿头部诸穴（见坐位推拿）；③按揉内关、大陵、神门各 1 分钟，"得气"为度。

5. 湿热下注证：加①揉天枢、阴陵泉、太冲、小肠俞各 1 分钟；②重按八髎 2～3 分钟。

五、注意事项

1. 推拿治疗本病有一定的疗效，对于久治不愈的病症，必要时采取综合治疗，可配合针灸、中药、气功保健及心理疗法等。由于大多数阳痿患者属于功能性，或与精神因素有关，因此心理疗法在本病治疗中尤为重要。

2. 阳痿患者一般都有对性交恐惧忧虑的特点，所以治疗时医生必须态度诚恳和蔼，全面了解性生活史，掌握患者的精神状态及致病的精神因素，解除其思想顾虑，帮助恢复信心，同时争取夫妻间的理解和配合，这些对本病的康复是非常重要的。

3. 积极治疗易造成阳痿的原发病，如糖尿病、动脉硬化、甲状腺功能亢进、皮质醇增多症等。此外，某些药物可影响性功能而致阳痿，如大剂量镇静剂、降压药、抗胆碱类药物等，尽量避免长期服用。

六、自我调护

1. 注意调畅情志：情绪低落、焦虑惊恐是阳痿的重要诱因。精神抑郁是阳痿患者难以治愈的主要因素。因此调畅情志、怡悦心情、防止精神紧张是预防及调护阳痿的重要环节。

2. 注意规律生活：平时切忌恣情纵欲、房事过频、手淫过度，以防精气虚损，命门火衰导致阳痿。宜清心寡欲，弃除杂念，怡情养心。

3. 注意饮食调节：不应过食醇酒肥甘，避免湿热内生，壅塞经络，造成阳痿。饮食以清淡、易消化、富含营养为宜，可多食蔬菜水果。

4. 注意巩固疗效：为巩固疗效，阳痿好转时，应停止一段时间性生活，以免症状反复。

5. 注意体育锻炼：加强体育锻炼，增强体质，有助于本病的恢复。

七、自我保健推拿

1. 中指或拇指点按百会、四神聪、太阳、神庭各1分钟。
2. 五指按揉或叩击头顶及两侧，2分钟，至有舒畅感。
3. 中指点按中脘、气海、关元、中极、曲骨各1分钟。
4. 五指轻轻捏揉大腿内侧3～5分钟，并按揉足三里、阴陵泉、血海各1分钟。
5. 轻揉阴囊、阴茎至舒适感。搓擦涌泉至热。

小常识

❓节制性生活是否有利于预防阳痿的发生呢？

我们的回答是，正常而规律的性生活有利于身心健康，也有利于预防阳痿的发生。中医对本病的病因过分强调房劳过度这个方面，很少论及房事不足亦可造成阳痿的另一方面，过分强调节欲藏精的重要性，忽略正常性生活的疏泄能调节内分泌对人体有益的一面。人们能保持内分泌旺盛，其代谢机能亦强，有利于防老抗病。

第十五节 面 瘫

一、概述

(一) 定义

面瘫指面神经炎,面神经炎是指面神经在茎乳突孔内的急性非化脓性炎症引起周围性面神经瘫痪,以病侧面部肌肉运动障碍,发生口眼㖞斜等为特征的一种疾病。面瘫又称"口眼㖞斜""面神经麻痹"或"Bell麻痹"等。

(二) 发病特点

任何年龄均可发病,但以青壮年较为多见。周围性面神经炎在祖国医学中名称较多,如"口僻""面瘫""歪嘴风"等,多列在"中风"门下,属于中经络范围。本病由络脉空虚,感受风邪,使面部经筋失养,肌肉纵缓不收所致。其病位在面部经络与心肝脾胃,临床所见以实证为主,或见虚实兼见。

二、诊断与鉴别诊断

(一) 诊断要点

1. 发病特点

任何年龄均可发病,但以20~40岁居多,男性略多。急性起病者,于数小时或1~2天内达到高峰,大多1~2周后开始好转,2个月仍不开始好转者预后差,常为单侧发病,偶见双侧。

2. 临床表现

(1) 周围性面瘫:患侧面部肌肉瘫痪,额纹消失,眼裂变大,鼻唇沟变浅,口角下垂且嘴歪向健侧;挤眉、闭睑、露齿障碍,鼓腮时漏气,咀嚼时食物常残留在病侧的齿颊之间,恢复期患侧面肌挛。

(2) 反射异常:角膜反射,眼及口轮匝肌反射均减退。

（二）鉴别诊断

1. 面神经炎与中枢性面神经瘫痪的鉴别：后者额纹正常，眼裂不大，挤眉、闭睑动作正常，伴同侧肢体偏瘫。

2. 面神经炎与急性感染性多发性神经根炎的鉴别：后者为双侧周围性面瘫，伴对称性肢体运动障碍，脑脊液检查有蛋白细胞分离现象。

3. 面神经炎与脑桥肿瘤的鉴别：起病缓慢，同时存在其他颅神经受损表现。

（三）证候分型

1. 风寒阻络：突然口眼㖞斜，眼睑闭合不全，伴恶风寒，发热，肌肉酸痛，苔薄白，脉浮紧。

2. 风热阻络：突然口眼㖞斜，眼睑闭合不全，额纹消失，伴口苦咽干，肌肉酸痛，舌边尖红，舌边点红，苔薄黄，脉浮数。

3. 风痰阻络：突然口眼㖞斜，口角流涎，眼睑闭合不全，伴胸闷恶心，苔白腻，脉浮滑。

4. 瘀阻面络：口眼㖞斜，面肌不仁，日久不愈，舌质紫暗，脉细涩。

三、病因病机和治疗原则

（一）病因病机

中医学认为，正气虚弱，面部感受风寒之邪，侵袭经络，致使气血失和，经筋失养，纵缓不收，而发本病。

西医学认为，是面神经在茎乳突孔内的急性非化脓性炎症，引起周围性面神经瘫痪。感受风寒刺激为诱因，因寒冷刺激能使局部营养神经的血管发生痉挛，导致该神经缺血、水肿，致面神经麻痹而发病。

（二）治疗原则

本症属功能性疾病，可完全治愈，推拿可缩短病程，加速病愈。治疗以活血祛风通络为根本大法。推拿对面瘫确有疗效，如配合针灸和药物治疗，则疗效更佳。

四、推拿治疗

1. 治则：活血祛风、舒筋通络、调和气血。
2. 取穴：翳风、地仓、颊车、合谷、太冲、风池、完骨、牵正、上关、下关、阳白、攒竹、承泣、颧髎、迎香、太阳、风池。
3. 手法：按法、揉法、擦法。
4. 操作

（1）擦面：用手掌自下颌部向上擦至前额1~2分钟。

（2）推前额：用食指、中指、无名指三指自前额正中向两侧分推1分钟。

（3）指压攒竹、承泣、颧髎、迎香：用两手中指指端依次按压双侧穴各半分钟。继揉片刻。

（4）指振下关、地仓、颊车及敏感点：用中指指端依次振双侧穴各半分钟。

（5）揉太阳：用两手中指同揉双侧穴1分钟。

（6）拿风池、双侧肩井穴：用拇指、食指拿揉双侧风池穴1~2分钟。双手同时拿双侧肩井穴1~2分钟。

（7）拿揉合谷、手三里：用拇指拿对侧合谷穴、手三里各1分钟，继揉片刻，行双侧。

（8）按揉太冲：用拇指按揉双太冲各1分钟。

（9）按揉足三里：用两手拇指同时按揉双侧穴1分钟。

（10）摩百会：用三指摩百会1分钟。

五、注意事项

1. 本法对周围性面神经麻痹效佳，推拿对面神经机能的恢复有明显疗效。
2. 治疗时以病侧为主，健侧宜轻，每天1~2次。
3. 推拿手法宜轻柔和缓，避免损伤面部皮肤。可配合热敷，提高手法效果。
4. 宜用温水洗脸，热毛巾敷患侧颜面。
5. 防止病侧暴露的角膜受到损害或感染，可配合滴眼药水或涂眼膏。

六、自我调护

1. 推拿治疗过程中患者应避免风寒侵袭，适当做热敷。饮食宜清淡，忌食辛辣之品。
2. 用眼罩或眼药保护暴露的眼球，防止炎症。
3. 恢复期患者宜自行按摩及功能锻炼以提高疗效。
4. 根据本病发生与局部受凉、吹拂冷风有关，故预防主要是防止局部受寒，加强锻炼，增强体质。

七、自我保健推拿

1. 用手掌推抹面部 20～30 次。
2. 捏揉面部肌肉 20～30 次，患侧稍重。
3. 中指按压下关、颊车、迎香、合谷各 1 分钟。

小常识

❓推拿对周围性面瘫疗效显著，治疗时注意与中枢性面瘫的鉴别。

俗称面瘫的疾病，临床分为周围性和中枢性两类，周围性面瘫是面神经在茎乳突孔内的急性非化脓性炎症所引起，临床表现尽是面部肌肉瘫痪；中枢性面瘫主要由颅内病变而引起的脑缺血、出血，或肿瘤等引起的后遗症，往往还伴有一侧肢体瘫痪、语言不利等症状。中枢性面瘫应到神经科诊治，推拿效果不理想。

第十六节　中风后遗症

一、概述

中风是以突然昏仆、不省人事，或半身不遂、语言不利，口角㖞斜为主症的一种疾病。因其起病急骤，变化多端，与风性善行而数变的特征相似，故类比称为"中风"。西医的脑出血、脑血栓形成、脑栓塞、蛛网膜下腔出血、脑血管痉挛均属中医中风的范畴。

中风后遗症系指中风病经救治脱险后的遗留症状，即脑血管意外后遗症。临床或由于脑出血，或由于脑血管栓塞而引起口眼㖞斜、语言不利，对侧半身不遂，不能自主活动，多为强直性瘫痪，亦有松弛痿废者，多属中医痿证范畴。

二、中风后遗症的推拿治疗时机

本病多发于中老年人，大多数有高血压病史。由于肢体功能丧失，病人健康受到严重威胁。推拿疗法对促进肢体功能的恢复具有不同程度的效果，一般早期治疗应在中风危象稳定两周后进行为宜，一年内为治疗的最佳时期，两年以上者效果较差，但坚持推拿亦是较好的一种康复手段。

三、中医诊断与分型

典型中风病史，经救治后有不同程度单侧上下肢瘫痪无力、面瘫和语言障碍为主症。

1. 气虚血滞，脉络瘀阻：除半身不遂、肢体软弱无力以外，可伴有患侧手足水肿、语言不利、口眼㖞斜、面色萎黄或暗淡无华，舌淡紫，苔薄白，脉细涩无力。

2. 肝阳上亢，风痰阻络：半身不遂表现为患侧肢体僵硬拘挛，兼见头痛头晕、面赤耳鸣，舌红绛，苔薄黄，脉弦有力。

四、中医病因病机

中风是导致半身不遂的直接原因。中风经救治神志清醒后，多遗留半身不遂、语言不利、口眼㖞斜等后遗症。中医病因病理如下：

1. 气虚血滞，脉络瘀阻：气虚不能运血，气不能行，血不能荣，气血瘀滞，脉络痹阻，而致肢体痿废不用。

2.肝阳上亢，风痰阻络：肝阳上亢，肝风内动，气血并逆于上，加之嗜食肥甘，蕴生痰热，风痰阻络，脉络痹阻，而致半身不遂、肢体僵硬拘挛。

五、推拿治疗原则

推拿对中风后遗症的治疗旨在保存关节功能，防止肌肉萎缩、挛缩和肢体畸形，促使受损神经功能恢复，故以舒筋通络、行气活血、滑利关节为基本治疗原则。必要时，可配合针灸理疗等康复治疗，提高疗效。

六、推拿注意事项

1.本病治疗时间较长，故在治疗过程中应视病情变化而改变方法或刺激量、操作时间和重点部位。如对血压不稳定者，推拿时应注意手法不要过重，并防止患者头部的振动；血压偏高者，应配合药物控制。

2.点穴治疗宜在中风偏瘫之后半年内效果较理想，超过 1~2 年效果则较差。治疗期间应配合肢体功能锻炼。

3.鼓励患者多做些力所能及的运动，以促进肢体的恢复，但不宜过度疲劳。

七、推拿治疗

（一）半身不遂

1.推拿操作

（1）上肢：患者仰卧，医生立于一侧。

①先拿揉肩关节前后侧，继之揉肩关节周围再移至上肢，依次拿捏上肢桡侧和尺侧自肩至腕 3~5 遍，并配合肩、肘、腕关节的被动活动。

②拿肩井 3~5 次，按揉肩髃、臂臑、曲池、手三里、合谷等穴，每穴 1~2 分钟。

③摇肩关节，抖上肢。

④搓揉上肢，捻揉五指节。

（2）下肢：患者仰卧，医生立于一侧。

①先捺患肢外侧（髀关至足三里），然后前侧（腹股沟至髌上缘），继而内

侧（腹股沟至血海），亦可用捏法。

②然后按揉髀关、风市、伏兔、血海、梁丘、膝眼、足三里、三阴交、解溪等穴各1～2分钟，并配合髋膝踝的被动活动。

③搓揉或拿揉下肢前外侧，捻五趾。

（3）腰背部及下肢后侧：患者俯卧位，医生立于一侧。

①用㨰法施于背腰部膀胱经5～10遍。

②用按揉法施于背腰部膀胱经5～10遍。

③按揉膀胱经各脏腑俞穴，每穴半分钟。

④拿捏下肢后侧并按揉环跳、承扶、委中、承山等穴，每穴30～60秒。

2．辨证加减

（1）肝阳上亢，风痰阻络

1）治则：平肝潜阳、利湿化痰、疏通经络。

2）取穴：水沟、曲池、内关、极泉、外关、桥弓、三阴交、太冲、涌泉、行间。

3）手法：按法、揉法。

4）操作

①用拇指推揉颈部两侧桥弓穴，可单侧交替进行，自上而下推揉3～5遍。

②点按或按揉水沟、曲池、内关、极泉、外关，每穴半分钟。

③按揉三阴交、太冲、行间，每穴1分钟。

④搓揉涌泉，以透热为度。

（2）气虚血瘀，脉络瘀阻

1）治法：补脾益肾、疏通经络。

2）取穴：中脘、气海、关元、足三里、肾俞、大椎、百会、肩井、脾俞、太溪。

3）手法：按法、揉法。

4）操作

①俯卧位，按揉患者肩井、脾俞、肾俞各1分钟。

②按揉百会1分钟。

③俯卧位，点按三脘各1分钟，点按气海、关元各1分钟，可按中带揉。

④按揉足三里、太溪，每穴 1 分钟。

（二）口眼㖞斜的康复治疗

1. 开天门：以拇指自印堂推至神庭，称开天门，20 ~ 30 遍。

2. 推坎宫：在眉弓上缘，从眉头至眉梢成一直线，而用拇指分推法，称推坎宫，20 ~ 30 遍。

3. 依次点按或按揉睛明、阳白、鱼腰、太阳、四白、迎香、下关、颊车、地仓、人中、承浆等穴 30 ~ 60 秒，往返 1 ~ 2 遍。

4. 拿五经：五经指头顶督脉及面侧少阳、太阳经，用拿法自前额经头顶止于脑后风池穴，称拿五经。

5. 舌强语謇或不语：按揉廉泉、哑门、天突、内关、心俞，每穴各 1 分钟。

（三）辨证加减

参见"半身不遂的康复治疗"。

八、自我调护与康复锻炼

1. 治疗期间应加强力所能及的功能锻炼，可以促进全身经络气血运行，增强神经的营养机能，防止肌肉、骨骼、关节废用性变化。

2. 治疗中还应注意指导患者调畅情志，保持心情愉快。

3. 中风的预防要注意生活有规律，不过度劳累，适当参加体育活动，节制饮食，不偏食，不过食油腻，避免七情太过，房事失度。

第十七节　痛　经

一、概述

（一）痛经的定义

痛经是指女性在经期或经行前后，出现周期性小腹疼痛，或痛引腰骶，甚至剧痛晕厥，并随月经周期反复发作者，亦称"经行腹痛"。如仅感小腹或腰部轻微胀痛不适,属正常生理现象,不作痛经论。本病青年妇女较常见。

(二)痛经的分类

西医学把痛经分为原发性痛经和继发性痛经,前者又称功能性痛经,系指生殖器官无明显器质性病变者,多见于未婚青年女性或已婚未孕者,经痛经常发生在月经初潮后不久,亦有长期痛经者,此类往往多在生育后自行消失。后者多继发于生殖器官的某些器质性病变,如盆腔子宫内膜异位症、慢性盆腔炎、妇科肿瘤、卵巢囊肿、宫颈口粘连狭窄以及子宫过度前倾或过度后倾等。本节讨论的痛经,包括西医学的原发性痛经和继发性痛经。功能性痛经容易痊愈,器质性病变导致的痛经病程较长,缠绵难愈。主要病机在于邪气内伏或精血素亏导致胞宫的气血运行不畅。治疗以调理子宫、冲任气血为主。

二、诊断与鉴别诊断

(一)诊断要点

1. 病史:经行腹痛史,注意有无精神过度紧张,经期、产后冒雨涉水,过食寒凉或不节房事等情况,妇科手术史。

2. 症状:每遇经期或经行前后小腹疼痛,随月经周期发作,甚疼痛难忍,甚或伴有呕吐汗出,面青肢冷,以至晕厥者,也有部分患者,经期小腹疼痛连及腰骶,放射至肛门或两侧股部。

3. 妇科检查:功能性痛经者妇科检查多无明显病变,部分患者可有子宫体前后屈曲、宫颈口狭窄。子宫内膜异位症多有痛性结节、子宫粘连、活动受限,或伴有卵巢囊肿;子宫腺肌病的子宫多呈均匀增大,局部有压痛;慢性盆腔炎者有盆腔炎的征象。

(二)鉴别诊断

1. 痛经与异位妊娠的鉴别:异位妊娠多有停经史和早孕反应,妊娠试验阳性反应。妇科检查时,宫颈有抬举痛,腹腔内出血较多时,子宫有漂浮感;B超盆腔扫描常可见子宫腔以外有孕囊或包块存在;后穹隆穿刺或腹腔穿刺阳性;内出血严重时,患者有休克,血色素下降。痛经虽可出现剧烈的小腹痛,但无上述妊娠征象。

2. 痛经与胎动不安的鉴别：胎动不安也有停经史和早孕反应，妊娠试验阳性。在少量阴道流血和轻微小腹疼痛的同时，可伴有腰酸和小腹下坠感；妇科检查子宫体增大，如停经月份，变软。盆腔 B 超扫描可见宫腔内有孕囊和胚芽，或见胎心搏动。痛经无停经史和妊娠反应，妇科检查及盆腔 B 超扫描也无妊娠征象。

（三）证候诊断

1. 气血瘀滞证：经前或经期少腹胀痛拒按，或伴乳胁胀痛。经行量少不畅，色紫黑有块，块下痛减。舌质紫暗或有瘀点，脉沉弦或涩。
2. 寒湿凝滞证：经期小腹冷痛，得热则舒，经量少，色紫暗有块，伴形寒肢冷，小便清长。苔白，脉细或沉紧。
3. 肝郁湿热证：经前或经期小腹疼痛，或痛及腰骶，或感腹内灼热。经行量多质稠，色鲜或紫，有小血块，时伴乳胁胀痛，大便干结，小便短赤，平素带下黄稠。舌质红，苔黄腻，脉弦数。
4. 气血亏虚证：经前或经后小腹隐痛喜按，经行量少质稀。形寒疲惫，头晕目花，心悸气短。舌质淡，苔薄，脉细弦。
5. 肝肾亏损证：经期或经后小腹绵绵作痛，经行量少，色红无块。腰膝酸软，头晕耳鸣。舌淡红，苔薄，脉细弦。

三、病因病机与治疗原则

（一）病因病机

本病病因主要有先天性抑郁或恚怒伤肝，过食寒凉生冷，感受湿热之邪或脾胃素虚，多产房劳伤损等多种因素。气滞血瘀"不通则痛"，寒客冲任，与血相搏，致寒凝血瘀，湿热之邪，与血相搏，蕴结宫中，湿热瘀阻，气血虚弱，不能濡养冲任、子宫，肾气亏损，"不荣则痛"。其病理变化可归结为"不通则痛"和"不荣则痛"。一般气滞血瘀、寒凝血瘀、湿热瘀阻为实证，属"不通则痛"，而气血虚弱、肾气亏损为虚证，属"不荣则痛"。

经期前后，血海由满盈而泄溢，气血盛实而骤虚，子宫、冲任气血变化较平时剧，易受致病因素干扰，加之体质因素的影响，导致子宫、冲任气血运行不畅或失于煦濡，不通或不荣而痛。

（二）治疗原则

推拿治疗痛经疗效是充分肯定的，只要坚持治疗，手法恰当合理，每能收到满意疗效。如痛经严重者，可配合药物、针灸综合治疗。治疗以调理子宫、冲任气血为主，治法分两步，经期重在调血止痛以治标，及时控制、缓减疼痛；平时辨证求因而治本；标本急缓，主次有序地阶段调治。

1. 气血瘀滞证：行气活血，祛瘀止痛。
2. 寒湿凝滞证：温经散寒，祛瘀止痛。
3. 肝郁湿热证：清热除湿，化瘀止痛。
4. 气血亏虚证：补气养血，和血止痛。
5. 肝肾亏损证：补肾填精，养血止痛。

四、推拿治疗

1. 治则：调和气血，解痉止痛。中医各证型均适用。
2. 取穴：气海、关元、八髎、三阴交、足三里、肩井。
3. 手法：摩法、揉法、点法、按法、拿法、擦法。
4. 操作

（1）腹部操作

①摩揉少腹：仰卧位，先掌摩后掌揉，顺时针操作5～10分钟。手法要求轻柔连续而深透，用后有温热感为宜。

②指揉气海、关元：每穴1～2分钟。要求同上。

（2）腰骶部操作

①掌揉骶部2分钟。按揉肾俞约1分钟。

②点按或按揉八髎，酸胀为度，3～5分钟，继擦之至热。

（3）下肢操作

①按揉血海、阴陵泉各1分钟。

②重按三阴交、足三里各1分钟。能忍受为度。

（4）拿肩井5～10次。

（5）辨证施法

①气血瘀滞证：加按揉肝俞、太冲、枕骨下缘；揉膻中，分推胸部；叩击

八髎。

②寒湿凝滞证：加按揉地机、丰隆；双手四指直擦八髎。

③肝郁湿热证：加按揉太冲、丰隆、足临泣各1分钟。

④气血亏虚证：加按揉脾俞、胃俞、中脘、足三里、公孙各1分钟。

⑤肝肾亏损证：加按揉肾俞、肝俞、脾俞、血海、涌泉各1分钟。

五、注意事项

1. 推拿疗法对原发性痛经疗效满意，有显著的镇痛作用。但对继发性痛经只可减轻症状，难以彻底治愈，但继发性痛经在消除原发病后痛经可自愈。

2. 每次月经前5~7天开始治疗，每日1次，直至经行后停止，连续治疗三个月经周期，可获满意疗效。行经期间，一般不做手法治疗，八髎穴亦不做热敷，防止量多。

3. 对于经行痛经剧烈者，亦可用上述办法止痛，但手法要轻柔，痛止即可。临床有很多患者，剧烈痛经发作时，一般可在腰骶部找到明显压痛点或敏感点，对此点施以重按揉或弹拨，往往可收到立即止痛之效果。亦有报道说，有较大一部分患者L2、L3、L4棘突有偏歪现象，且偏歪棘突旁有明显压痛，用脊柱复位法纠正偏歪棘突，可收较佳疗效。

4. 如果推拿治疗一个疗程无效者，应停止手法治疗，同时要去妇科做仔细的妇科检查，看子宫是否有严重的功能性障碍或器质性病变。

六、自我调护

1. 注重经期、产后卫生，保持外阴、内裤、纸垫的清洁，以减少痛经发生。

2. 患者经期保暖，避免受寒、涉水、淋浴、冷水浴及暴晒。

3. 保持心情愉快，气机畅达，经血流畅，自会减轻或减少痛经的程度或发生。

4. 不可过用寒凉或服食生冷之品或滋腻的药物，应以清淡而富有营养的食品为宜。

5. 月经期间绝对禁止性生活。

6. 痛经发作期注意休息，不宜参加体力劳动和剧烈运动，经期过后疼痛缓解时，可适当参加体育锻炼，增强体质。

七、自我保健推拿

自我按摩应在月经前一周进行为好，也可在小腹部开始疼痛时进行按摩。

1. 患者取坐位，用拇指依次按揉足三里、三阴交、承山三穴，用力由轻到重，双侧同时进行，按揉3～5分钟。当按承山穴酸胀疼痛明显时，拇指重按深压，同时深吸气鼓起腹部至最大限度，然后轻揉数次，疼痛可立止，必要时15分钟后重复按摩1次。

2. 患者双手重叠逆时针按揉小腹1～2分钟。

3. 两手中指同时按揉气海、关元穴各1～2分钟。

4. 两手四指同时直擦八髎至发热。

第十八节　绝经前后诸症

一、概述

（一）定义

妇女在绝经期前后，围绕月经紊乱或绝经出现如烘热汗出、烦躁易怒、潮热面红、眩晕耳鸣、心悸失眠、腰背酸楚、面浮肢肿、皮肤蚁行样感、情志不宁等症状，称为绝经前后诸症，亦称"经断前后诸症"。西医学称为"围绝经期综合征"，原称为"更年期综合征"。

（二）发病特点

绝经前后诸症往往三三两两，轻重不一，参差出现，持续时间或长或短，短者仅数月，长者迁延数年。甚者可影响生活和工作，降低生活质量，危害妇女身心健康。

（三）围绝经期综合征的定义

1994年，世界卫生组织提出"围绝经期"一词，指从接近绝经出现与绝经有关的内分泌、生物学和临床特征起至绝经一年内的期间，即指绝境过渡期至绝经后一年。在这段期间内，约有2/3的妇女会出现一系列性激素减少所致的症状，就称为围绝经期综合征。

二、诊断与鉴别诊断

（一）诊断要点

1. 既往病史：45～55岁的妇女，出现月经紊乱或停闭；或40岁前卵巢功能早衰；或有手术切除双侧卵巢及其他因素损伤双侧卵巢功能病史。

2. 月经症状：月经紊乱或停闭，表现为月经周期不规则，长期无排卵性出血及月经突然停止。

3. 精神症状：随着月经症状，出现烘热汗出、潮热面红、烦躁易怒、易激动、神经质、情绪极为不稳定、抑郁、记忆力减退、工作能力下降等。雌激素的缺乏可能和Alzheimer痴呆症有关系。

4. 其他症状：可有头晕耳鸣、心悸失眠、腰背酸楚、面浮肢肿、皮肤蚁行样感、皮肤瘙痒、骨质疏松等。

5. 妇科检查：子宫大小尚正常或偏小。

6. 辅助检查：血查激素雌二醇（E2）、黄体生成素（LH）、卵泡刺激素（FSH）等，出现LH、FSH增高，绝经后FSH增加20倍，LH增加5～10倍，FSH／LH>1，E2水平降低，典型者呈现二高（高FSH、LH），一低（低E2）的内分泌改变。绝经后E2水平周期性变化消失。

（二）鉴别诊断

主要是绝经前后诸症与子宫肌瘤的鉴别，后者在经断前后的年龄为好发之期，如出现月经过多或经断复来，或有下腹疼痛、水肿，或带下五色，气味臭秽，或身体骤然明显消瘦等症状者，应详加诊察，必要时结合西医学的辅助检查，明确诊断，以免贻误病情。

（三）证候诊断

1. 肾阴虚证：绝经前后，月经紊乱，月经提前量少或量多，或崩或漏，经色鲜红；头目眩，耳鸣，头部面颊阵发性烘热，汗出，五心烦热，腰膝酸痛，足跟疼痛，或皮肤干燥、瘙痒，口干便结，尿少色黄。舌红少苔，脉细数。

2. 肾阳虚证：经断前后，经行量多，经色淡黯，或崩中漏下，精神萎靡，面色晦暗，腰背冷痛，小便清长，夜尿频数，或面浮肢肿，舌淡，或胖嫩边有齿印，苔薄白，脉沉细弱。

3. 肾阴阳俱虚：经断前后，月经紊乱，量少或多。午寒午热，烘热汗出，头晕耳鸣，健忘，腰背冷痛。舌淡，苔薄，脉沉弱。

三、病因病机与治疗原则

（一）病因病机

1. 经断前后诸症

绝经期是女子自然生理过程，多数妇女可以顺利度过，但部分妇女由于体质、产育、疾病、营养、劳逸、社会环境、精神因素等方面的原因，不能很好地调节这一生理变化，使得阴阳平衡失调而导致本病。

2. 妇女绝经前后的生理和病理变化

妇女在绝经前后，肾气渐衰，天癸渐竭，冲任二脉虚衰，月经将断而至绝经，生殖能力降低而至消失，此本是妇女正常的生理衰退变化。肾阴虚，"七七"之年，肾阴不足，天癸渐竭，若素体阴虚，或多产房劳者，数脱于血，肝肾同居于下焦，乙癸同源。复加忧思失眠，营阴暗耗，肾阴益亏，脏腑失养遂发经断前后诸症。

3. 本病的发病机理

本病以肾虚为本，肾的阴阳平衡失调，影响到心、肝、脾脏，从而发生一系列的病理变化，出现诸多症候。经断前后，肾气虚衰，天癸先竭，所以临床以肾阴虚居多。而肾阳虚者，绝经之年，肾气渐衰，若素体阳虚，或过用寒凉及过度贪凉，可致肾阳虚惫。久则肾阴阳俱虚，肾藏元阴而寓元阳，阴损及阳，或阳损及阴，真阴真阳不足，不能濡养、温煦脏腑或激发、推动机体的正常生理活动而致诸症丛生。

（二）治则治法

治疗以补益肾气为大法，偏于肾阴虚者以补肾阴为主，偏于肾阳虚者以补肾阳为主，肾阴阳俱虚证治以阴阳双补。

四、推拿治疗

1. 治则：调补肾阴肾阳。
2. 取穴：中脘、气海、关元、子宫、冲门、血海、三阴交、太冲、涌泉、心俞、肝俞、胃俞、肾俞、八髎穴等。
3. 手法：按法、擦法、揉法、振法、推法。
4. 操作

（1）俯卧位：①用㨰法、掌揉法放松背部及下肢部；②用左手掌置于右拇指上，或用肘部沿脊柱两侧膀胱经路线自风门至八髎充分按揉5分钟；③点按心俞、肝俞、胃俞各1分钟；④以掌根或用左手掌置于右拇指上缓慢按揉患者的腰骶部，上达肾俞下达龟尾部，尤其重点按揉肾俞和八髎穴5分钟。

（2）仰卧位：①以脐为中心用掌揉法顺时针方向按揉3~5分钟，压力适当，逐渐加大按揉范围；②点按中脘、气海、关元、子宫各1分钟；③拿揉下肢3~5遍，再点按冲门、血海、三阴交、太冲、涌泉各30~60秒，以酸胀为度；④掌振关元2~3分钟。

（3）端坐位：①开天门，天门为推拿特定穴，是自两眉中点起，直上前发际成一直线。用两手拇指指面自下而上交替直推至前发际，称开天门。亦可于开天门之前先行点按印堂和神庭穴数秒钟，再行推拿，可增强疗效，20~30次。②推坎宫，坎宫为推拿特定穴，是自眉头沿眉弓上缘至眉梢成一直线。用两手拇指指面自内而外向两侧分推，称推坎宫。亦可先用两手拇指点按两眉弓中点片刻（数秒），然后快速放手，继而推之，20~30次。③运太阳，在推拿中，我们把太阳想象成一个"面"状穴位，用两手拇指指端在太阳上进行旋转揉运1~2分钟，称运太阳。④揉耳后高骨，耳后高骨为推拿特定穴，是耳后颞骨乳突微下凹陷中。用拇指、食指指端进行拿揉1~2分钟，称揉耳后高骨。⑤按风池、拿颈项、捏上肢、拿合谷、拿肩井、按百会、拍打肩背数次。

（4）辨证施法：①肾阴虚者重点按心俞、膈俞、肝俞、膻中、内关、神门、太冲、涌泉等穴，并交替向下推两侧桥弓穴。②肾阳虚者重点按揉脾俞、胃俞、足三里、中脘等，并横擦八髎以透热为度。

五、注意事项

本病愈后较好，经治疗多数患者常能平稳度过更年期，但要注意由于更年期内分泌紊乱常并发其他系统疾病，如冠心病、高血压、糖尿病、胃炎、肾病等。如病情反复加重并出现其他系统症状时，应及时去医院做系统、全面的检查。

六、自我调护

1. 45岁以上的妇女定期进行体格检查、妇科检查、防癌检查、内分泌学检查。
2. 若因肌瘤、囊肿等行开腹手术，应尽量保留或不损伤无病变的卵巢组织。
3. 维持适度的性生活、调畅情志，防止心理早衰。
4. 适当散步，参加各项体育锻炼，增强体质，调节阴阳气血。
5. 注意劳逸结合，生活规律，睡眠充足，避免过度疲劳和紧张。
6. 饮食应适当限制高脂、高糖类物质的摄入，注意补充新鲜水果、蔬菜及钙、钾等矿物质。
7. 进入绝经前后期，注重参加社会保健，每年接受一次妇女病普查，并全面体检一次，完善各项目的检验，建立一个系统的肿瘤筛查医疗保健措施。
8. 补肾药粥可以适当应用。

第七章 皮科和外科疾病

第一节 痤疮

一、概述

（一）定义

西医学称为寻常痤疮，是发生于毛囊皮脂腺的一种慢性炎症，因皮脂腺导管与毛孔的阻塞，造成皮脂外流不畅而致。中医称青春痘，与内分泌有关，属体内性激素过旺所致。

（二）发病特点

常见于伴皮脂溢出的青春期男女，以颜面、胸背部为主，形成粉刺、丘疹、脓疱、结节、囊肿等多形态损害。俗称粉刺。一般结婚后，不治自愈。

根据皮损形态的不同，可分为丘疹性、脓疱性、结节性、囊肿性、萎缩性、聚合性痤疮等；根据皮损形态、数目多少、发生部位的不同，又可将寻常痤疮分为Ⅰ度、Ⅱ度、Ⅲ度、Ⅳ度（轻度、中度、重度、重度—集簇性）。治疗以清热散结为主。

二、诊断与鉴别诊断

（一）诊断要点

1. 多见于青春期男女，一般二十三四岁后逐渐减轻至愈。或结婚后自愈。
2. 损害初期为与毛囊一致的丘疹，用手挤压时可见乳白色脂栓排出。可有部分丘疹因毛囊口脂栓氧化而变成黑色，称为黑头粉刺。不易排出脂栓，丘疹顶端呈灰白色或白色的称为白头粉刺。发病过程中还可出现炎性丘疹、脓丘疹、脓疱。

3. 少数病变可成为结节或囊肿，深居于皮下，可略高出皮肤表面，色红或暗红，较大囊肿表面可有波动感。愈后留浅凹坑状疤痕。损害一般仅限于男性。

4. 皮损好发于颜面，尤以前额、颊部、颏部为主，其次为胸背和肩胛间部，对称分布，轻重可不等。

5. 常伴有面部脂溢，出油多，毛孔扩大，头发光泽油亮，头皮屑多。

6. 部分女性患者皮疹在月经前加重，吃刺激性、油腻、甜食等可加重皮损。

（二）鉴别诊断

1. 痤疮与痤疮样药疹的鉴别：后者有服药史，如皮质类固醇、碘化物、溴化物等，皮损广泛，没有典型的黑头粉刺，发病年龄不限。

2. 痤疮与职业性痤疮的鉴别：后者因接触机油、石油、石蜡、焦油、氯化芳香烃等物质，以接触部位多发较密集的痤疮样皮炎，可伴毛囊角化为特征。

3. 痤疮与颜面播散性粟粒狼疮的鉴别：后者多见于成人，损害为暗红色或带棕黄色的丘疹及小结节，与毛囊不一致，无黑头粉刺。下眼睑可有融合的丘疹呈堤状排列，玻片压诊可见苹果酱色改变。

4. 痤疮与酒渣鼻的鉴别：后者发病年龄较晚，女多于男，皮损以面部中央区为主，鼻部多受累，常伴毛细血管扩张。

（三）证候诊断

1. 湿热型：颜面或前胸、肩背多脂处红色丘疹，黑、白头粉刺，皮脂溢出，伴局部疼痛，心烦，口苦口干，便秘。舌质红，舌苔白或薄黄，脉象弦滑。

2. 郁结型：皮疹多局限于面部，以红斑、炎性丘疹为主，少量黑、白头粉刺，皮脂溢出不明显，或合并轻微黄褐斑，常伴经前乳胀、腰酸痛、夜寐多梦或入睡困难，或因工作压力大情绪紧张、劳累、生活不规律，或青春期未曾长痤疮者。舌质暗红，舌体两侧较厚，舌苔薄白或薄少，脉象弦细或沉弦。

3. 其他：多种证型相兼夹出现时，可根据临床症状加减辨识。

三、病因病机与治则治法

（一）病因病机

中医学认为，本病多因素体偏盛、饮食失节、过食肥甘厚味、胃与大肠热盛、热邪上灼于肺、肺胃蕴热、上蒸于面，或肝气郁结、湿热相搏、熏蒸于上，或秉承湿热、燥热之体，或血热痰结，或阴虚火旺，或脾虚湿盛，感受毒邪合而发病。亦有称为"肺风粉刺"者。

西医学一般认为内分泌因素、皮脂的增多、毛囊内微生物以及遗传、饮食、胃肠功能、环境因素、精神作用、化妆品等都与该病的发生有直接或间接的相关性。部分患者在月经期加重。

（二）治疗原则

以清热散结为主。湿热型，治以清利湿热；郁结型，治以解郁清热。或揉腹调节内分泌。

四、推拿治疗

1. 治则：清泄肺胃积热。
2. 取穴：合谷、大椎、肺俞、委中、足三里、三阴交、内庭。
3. 手法：揉法、点按法、揉腹。
4. 操作

（1）由上而下按揉或拿揉或推擦足阳明胃经10遍，并重按足三里、丰隆各30～60秒或60～100次。

（2）从肩至手指沿手三阳经捏揉5～10遍，并重按肩髃、曲池、合谷各30～60秒或60～100次。

（3）由上而下掌指相叠，按揉足太阳膀胱经5～10分钟，重点肺俞、肝俞、脾俞、胃俞、三焦俞、大肠俞、小肠俞各60～100次。

（4）自上而下掌根按揉督脉5遍，再由督脉向两侧分推5～10遍。按揉大椎半分钟，按揉时手法要柔和，揉动幅度要小，防止出现皮肤损伤。

（5）按揉三阴交、内庭60～100次。

（6）揉腹，用四指与掌根交替用力，带动腹腔内的内容物反复揉动5～8分钟。

五、皮肤清疮护理

清洁面部，经消毒的专业用具挑除粉刺，涂药后按摩，主要用各种药物配制成的石膏膜或相应药物面膜，最后外搽消炎药物。

六、注意事项

1. 痤疮是由于青春期体内分泌，尤其是性激素变化而产生的一种常见现象，随内分泌变化可发生周期性加重或减轻，完全消退要有个过程。
2. 疹出后勿用手抠或挤压，方法不当易继发感染，甚则落疤。
3. 避免长期使用油脂类化妆品和皮质类固醇激素。
4. 药物剂量与药味根据患者性别、年龄、皮脂溢出多少、皮损形态、伴随症状等进行增减。
5. 推拿时别碰任何一个快要变成脓疱的黑头，也别挤任何脓疱，否则只会扩大发炎的部位而损害皮肤。
6. 皮疹较密集，伴发结节、囊肿性皮损时，最好到医院就诊。

七、自我调护

1. 发作期禁食辛辣刺激及羊肉、冷饮等食品，缓解期亦应注意少食该类以及油炸、甜腻等物品。
2. 一定要保持大便通畅。
3. 皮脂溢出多者，每日宜温水洗脸，不要超过3次。
4. 保证有规律的生活起居，调整好心态，尤其是中年女性痤疮患者，更应保持心情舒畅，并积极配合治疗。
5. 可以金银花、玫瑰花代茶饮，有清热解郁之功。

小常识

❓1. 对于痤疮患者，每日多次洗脸是否可以减轻皮肤油脂分泌？

很多人错误地认为多洗脸可以减少油脂的产生和洁净感染的部位，因为过勤的洗会导致痤疮的扩展并促使皮脂腺分泌旺盛，外流至毛孔，这样反而会更糟。所以，对于皮脂溢出多者，每日宜温水洗脸，但最好不要超过3次。

❓2. 对于痤疮患者，洗脸时可以用湿毛巾拖拉或擦洗吗？

无论何时，洗脸后要用毛巾拭干，别用毛巾在脸上用力拖拉或擦洗，因为过大的压力，会使面部痤疮迅速增大，甚至弄破毛孔内壁。

第二节 黄褐斑

一、概述

（一）定义

黄褐斑是医学的称谓，也称肝斑、妊娠斑，是一种获得性黑色素沉着过度性皮肤病。其主要表现为两颧颊和前额部位的黄褐色素沉着斑，中医称为黧黑斑。

（二）发病特点

常见于育龄期女性，但少数未婚的青年女子及男性亦可患病。体内性激素水平、慢性妇科疾病、内脏肿瘤、甲亢、结核病、慢性酒精中毒、日光照射、某些内服药物等均被认为是发病诱因，或促发及加重的因素。治疗以活血解郁为主。

二、诊断与鉴别诊断

（一）诊断要点

1. 常见于中青年女性，一般无自觉症状。
2. 表现为淡褐色至深褐色斑片，形状多不规则，典型者在面颊颧两侧呈蝶形分布。
3. 主要见于额、颧、颊、鼻及上唇，对称分布。
4. 春、夏季加重，秋、冬季减轻或消退。

（二）鉴别诊断

1. 黄褐斑与雀斑的鉴别：后者多发于青少年女性，有家族史，色素斑点较小，分布散在不融合。
2. 黄褐斑与盘状红斑狼疮的鉴别：后者损害为红斑，有萎缩及鳞屑。
3. 黄褐斑与利尔黑变病的鉴别：后者好发于前额、颧部和颈侧，色素斑上常有粉状鳞屑。

（三）证候诊断

1. 气滞型：皮损为浅黄褐色至深褐色斑片，形无定，边不整，多对称分布于目周、颜面，可伴烦躁易怒、胁胀胸痞、女子经血不调、经前色斑加深、两乳作胀。舌质红，舌苔薄白，脉象弦滑。

2. 脾失健运型：皮损为深褐色或灰黑色斑片，对称分布于鼻翼、前额，四周边界模糊，自边缘向中心逐渐加深，伴气短乏力、腹胀纳差。舌质淡，舌苔腻，脉象滑细或弦滑。

3. 肾虚型：皮损色深，匡廓明显，形状不规则，多以鼻为中心，对称分布于颜面，伴有头晕耳鸣、五心烦热。舌质红，舌苔薄少，脉象细数或弦细。

4. 肝脾不和型：皮损多为栗皮色，地图状斑片，匡廓清显，多对称分布于两颧、目下唇上，伴胸脘痞闷、两胁胀满、便溏、经血不调。舌质红或暗红，舌苔白或腻，脉象弦滑。

5. 其他：多种证型相兼夹出现时，可根据临床症状加减辨识。

三、病因病机与治疗原则

（一）病因病机

传统医学又称之为"面尘"，认为本病可因情志失调，肝气郁结，气机紊乱，气血悖逆，不能上荣于面；或因劳伤脾土，中土转枢失司，土不制水；或湿热内生，或肾精亏损，冲任失调，虚火上炎；或营卫不和，气血凝滞，不得上承，颜面失于濡润而发。

（二）治疗原则

黄褐斑的总的治则为活血解郁。

1. 气滞型：治以清热解郁，行气活血。
2. 脾失健运型：治以健脾益气，活血行郁。
3. 肾虚型：治以滋补肝肾，养血生发。
4. 肝脾不和型：治以舒肝和胃，理气化瘀。

四、推拿治疗

1. 治则：补益肝肾、理气活血。

2. 取穴

（1）头部：百会、印堂、攒竹、睛明、太阳、四白、颊车、迎香、地仓、承浆、风池等。

（2）四肢：内关、外关、合谷、曲池、血海、足三里、三阴交、太冲、支沟、束骨、至阴等。

（3）腹背部：肺俞、心俞、肝俞、肾俞、命门、气海、关元。

（4）耳穴：神门、内分泌、子宫、肝、肾、心、大肠。

3. 手法：点法、按法、揉法、摩法、推法。

4. 操作

（1）由上而下掌指相叠，按揉足太阳膀胱经 5～10 分钟，重点肺俞、心俞、肝俞、脾俞、胃俞、三焦俞、肾俞。

（2）自上而下掌根按揉督脉 5 遍，再由督脉向两侧分推 5～10 遍。按揉时手法要柔和，揉动幅度要小，防止出现皮肤损伤。

（3）点按百会、印堂、攒竹、睛明、太阳、四白、颊车、迎香、地仓、承浆穴，每穴 30～50 次。

（4）两手掌搓热，自两侧颊部由下向上经耳前至前额部，反复搓摩 10～15 次，以有发热感为度。

（5）抹前额。两手四指并拢将指腹置于印堂穴，沿两眉向外分抹至太阳穴，共 3～5 次，再沿两眉上部从内向外分抹 3～5 次，如此逐次升高分抹，直至前发际下。

（6）双手食指、中指、无名指并拢，将指腹置于印堂穴处，沿皮纹方向水平横抹，自上而下经双眉、眼、鼻、口唇部，连做数遍。

（7）手指掌面推患处 3～5 分钟。

（8）可点揉双耳神门、内分泌、子宫、肝、肾、心、大肠穴各 1～3 分钟。

（9）按揉上肢部内关、外关、合谷、曲池各 30～50 下。

（10）由大腿内侧推足三阴经 5～10 遍，再按揉血海、足三里、三阴交、太冲、支沟等穴位各 30～50 下。

（11）拇指按压束骨、至阴、血海穴，每秒按一次，10～20遍。

（12）二指按揉腹部气海、关元穴30～50下。

（13）揉腹或振腹10～15分钟。

五、注意事项

1. 临床各证型有相兼者，或见风热、挟湿、血瘀，实热等兼证时，合并用药及随证加减治疗；成药也应根据病情联合使用。

2. 做皮肤护理者，应到具有医疗资质的治疗部门就诊，内服加外治才能取得较好疗效。

3. 不要因求治心切，用自己的面部做试验田，各种"祛斑"药拿来一试，甚则出现严重的副作用。应确认销售产品者的可靠性，产品本身质量的可靠性，该产品已经上市了多长时间（最少应有3年），才考虑是否使用。

4. 怀疑因某种化妆品或外搽药物引起色斑，应停用。

5. 伴有妇科疾病及其他慢性疾病者，应进行相关的治疗。

六、自我调护

1. 避免日晒，尤春夏季外出，均应有防护。

2. 调整好心态，焦躁、忧虑的心情对本病的治疗是有一定影响的。

3. 适宜的娱乐及体育运动，对身心健康、转移对疾病的注意力均有好处。

4. 食物调补，莲藕、菱角粉、荸荠、山药、豆腐、白扁豆、白蘑、白木耳等蔬果类及富含维生素C的食物，对色素加深的皮肤病可有辅助性治疗作用。

第三节　斑　秃

一、概述

（一）斑秃的定义

斑秃为西医学称谓，指的是突然发生的局限性斑状脱发，病变头皮正常，无炎症，无自觉症状。

（二）斑秃的发病特点

病因不明，可能与遗传、免疫、内分泌、神经精神因素、肠道寄生虫有关。治疗以养血疏风。中医学称为"油风"或"鬼剃头"。

二、诊断与鉴别诊断

（一）诊断要点

1. 可发生于任何年龄，以青壮年多见。
2. 突然发生的圆形或椭圆形斑片状脱发。单发或复发，1～2厘米或更大。边界清楚，脱发区皮肤正常。
3. 发展期时脱发区边缘头发易松动、折断，近头皮处发干萎缩，典型的呈"!"（惊叹号）样形状。
4. 多见于头皮，亦可见于眉毛等处。整个头发全脱落者称全秃。若全身汗毛、眉毛、睫毛、腋毛、阴毛均脱落者成为普秃。
5. 一般无自觉症状，多在无意中或理发、洗澡时被发现。有的患者可伴失眠或头痛、头晕、注意力不能集中等神经衰弱症状。
6. 一般在停止脱发后3～6个月内恢复，少部分病例可反复发作。

（二）鉴别诊断

1. 斑秃与假性斑秃的鉴别：后者患部头皮萎缩，看不见毛囊口，脱发区边缘头皮不松动，一般是不可恢复的。
2. 斑秃与二期梅毒脱发的鉴别：后者患部呈蚕食状斑片脱发，尚见其他征象。
3. 斑秃与慢性单纯性苔藓的鉴别：后者位于头皮者，局部可有脱发，但以断发居多，且伴瘙痒、皮肤肥厚、脱屑等现象。

（三）证候诊断

1. 风盛血燥证：突然脱发，起无定处，常孤立存在，圆形或椭圆形。可伴口干、心焦、眠不实。舌质红，苔薄白，脉象浮滑或弦滑。
2. 气滞血瘀证：脱发日久，情绪烦躁，胁肋胀满，失眠多梦。舌质暗红，舌苔薄白或见瘀斑，脉象弦细。

3. 肝肾不足证：脱发面积增大，全秃甚或普秃。可伴头昏、耳鸣、神疲、腰腿酸软，舌质淡暗或红，舌苔薄或少苔，脉象沉细或弦细。

4. 其他：多种证型相兼夹出现时，可根据临床症状加减辨识。

三、病因病机与治疗原则

（一）病因病机

传统医学认为本病或因惊吓愤怒，肝气郁结，血不归经，或因操劳忧思，心脾受伤，生化乏源，或因素体肝肾亏虚，血不荣经，感受风邪，肌腠不固，毛发脱离所主。亦有称为"鬼剃头""鬼舔头"等。

（二）治疗原则

斑秃总的治则为养血疏风生发。

1. 风盛血燥证：治以养血安神，活血祛风。
2. 气滞血瘀证：治以理气活血，行气解郁，活血疏风。
3. 肝肾不足证：治以滋补肝肾，益气养血。

四、推拿治疗

1. 治则：养血、熄风、生发。
2. 取穴：百会、头维、生发穴（风池与风府连线的中点）、上星、风池、大椎。
3. 手法：点法、揉法。
4. 操作

（1）点按或按揉百会、头维、生发穴、上星、风池、大椎各50～100次。

（2）拇指重按防老穴（百会穴后1寸），两侧健脑穴（风池穴下5分），共3分钟。

（3）指尖轻敲刺激百会穴、防老穴、健脑穴、生发穴及脱发部位，约1～2分钟。

（4）用抹法，从百会穴到防老穴、风池穴到健脑穴、风池穴到生发穴各

30次。

（5）若前额或两鬓脱发较多者，可多按头维穴1～2分钟。若伴有头痛者，可加按大椎穴1～2分钟。油脂分泌多者加按上星穴1～2分钟。均以局部酸胀为度。

（6）拿揉下肢足少阴肾经3～5遍。

（7）点按三阴交半分钟，以酸胀为度。

（8）振腹20～30分钟。

五、注意事项

1. 注意寻找发病诱因，是否有遗传过敏史、自身免疫缺陷、高血压易感性、神经精神因素等，有针对性地排除。

2. 临床除三种证型外，还会伴随其他兼证，应因人而异，酌情增减药味。

3. 全秃、普秃患者的治疗时间长，要有耐心，整个机体得到调整，才有病愈的可能。

六、自我调护

1. 避免恶性刺激，解除精神负担。

2. 保证规律的生活起居，劳逸结合，心情舒畅。

3. 局部脱发处可用保健锤或五指指尖定时适度敲打，或做按摩，以促进血液循环。

4. 煮食黑木耳枣汤及芝麻、核桃，对脱发的恢复有一定辅助作用。

第四节 手术后肠粘连

一、概述

手术后肠粘连主要是指腹腔内手术所导致的腹内壁、大肠、小肠等腹腔内容物相互粘连的病症。

二、诊断

1. 多数患者有腹腔手术史或腹腔感染史。

2. 患者主要表现为腹部胀满，手术疤痕周围及深层疼痛，有时可闻及气过水声。手术疤痕处可触及明显的硬结或条形状物。

3. 部分患者有肠梗阻的临床表现，其中不完全性梗阻表现反复发作性的腹胀、腹痛、呕吐、肠鸣音频繁且有排气，完全梗阻者具有痛、吐、胀、闭四大特征。

4. 腹部触诊及 X 线、B 超有助于诊断。

三、病因病机与治疗原则

（一）病因病机

手术后肠粘连常见的病因是由于腹腔手术处理不当或操作不规范所引起的。如手术后残留物未清，或清除不静，或放置引流管不当，以及异物如纱布屑，常常是造成肠粘连的主要因素。

中医认为，本病属于寒凝血瘀的范畴，多由于外邪侵袭或寒邪内生、气滞血瘀、肠腑受累、转输不利、升降失常，终以肠拘挛而发病。

（二）治疗原则

根据"六腑以通为用"的理论，治以活血化瘀、顺气消胀，针对局部粘连治以宽肠理气、消积祛痛之手法，以改善局部血液循环及其他液体循环。

四、推拿治疗

1. 治则：活血化瘀、顺气消胀。
2. 取穴：天枢、大肠俞、小肠俞、八髎、足三里。
3. 手法：点法、按法、摩法、振法。
4. 操作

（1）摩揉腹部：患者仰卧位，双下肢屈曲，医生站于一侧，用手掌掌根以脐为中心顺时针方向摩揉腹部 3 ~ 5 分钟，先掌摩后掌揉。

（2）掌擦腹部：接上法。用手掌斜擦腹部、直擦腹直肌，发热为度。

（3）拿肚角：接上法。肚角穴为推拿特定穴，位于脐下两旁，即脐下 2 寸（石门），旁开 2 寸大筋，应两侧同时进行，拿 10 ~ 20 次。

（4）掌振腹部：接上法。医生手掌内劳宫对应患者脐部，掌振腹部 1 分钟。

（5）点按或按揉两侧天枢、内关、足三里、三阴交各 1 分钟。

（6）患者改为俯卧位，医生用拇指按揉八髎、大肠俞、小肠俞 3 ~ 5 分钟。

五、注意事项

1. 手法治疗前一定要请外科医生除外肠梗阻。

2. 对腹痛较剧者，先用点揉法在患者腰背部阿是穴处刺激，时间持续约 2 分钟，待腹痛缓解后，在做上述治疗。

六、自我保健推拿

自我保健推拿，可作为预防术后肠粘连之法，非常必要。

1. 摩腹：仰卧位，患者用手掌在腹部以脐为中心沿顺时针方向做摩法 2 ~ 3 分钟。

2. 揉腹：患者双手重叠置于腹部，以脐为中心沿顺时针方向做按揉法 2 ~ 3 分钟。

3. 按天枢：双手中指按揉天枢 1 ~ 2 分钟。

4. 揉捏小腹：仰卧位，双腿屈曲，腹部放松，用四指和掌根将小腹捏起，有节奏地捏揉 1 ~ 2 分钟。

5. 揉小腹：两手掌同时揉两侧小腹 3 ~ 5 分钟。

小常识

❓按摩手法如何促进腹部器官的功能？

（1）腹部刺激可以直接影响腹内脏器活动。

（2）按摩刺激的轻重缓急对内脏功能可产生不同的的影响。按摩手法的力度和方向的变化，对体表产生了轻重、急缓等不同刺激，这些刺激产生的不同生物信息沿着躯体内脏反射通路的第一、二两条途径传入内脏，使内脏的功能活动发生变化，但是缓和、轻微的连续刺激有兴奋周围神经的作用，而对中枢神经却有抑制作用；急速、较重的短暂刺激可兴奋中枢神经，抑制周围神经。所以，内脏机能亢进者，用急速、较重的手法，使中枢兴奋，发出强劲的冲动以抑制内脏的亢进功能；而内脏机能衰弱者，用和缓、轻微的连续刺激兴奋周围神经，通过第一途径激发内脏功能，抑制中枢神经对内脏的控制。这样，按摩就会使内脏的功能活动得到调节，为气血运行的调整创造条件。

图书在版编目(CIP)数据

推拿治疗学 / 成为品主编. —北京：民族出版社，2018.10
医疗保健康复行业实用系列教材
ISBN 978-7-105-15571-2

Ⅰ.①推… Ⅱ.①成… Ⅲ.①推拿-教材 Ⅳ.①R244.1

中国版本图书馆CIP数据核字（2018）第262194号

医疗保健康复行业实用系列教材·推拿治疗学

责任编辑	张宏宏
封面设计	金晔
出版发行	民族出版社
地　　址	北京市和平里北街14号
邮　　编	100013
网　　址	http://www.mzpub.com
印　　刷	北京艺辉印刷有限公司
经　　销	各地新华书店
版　　次	2018年11月第1版　2018年11月北京第1次印刷
开　　本	787毫米×1092毫米　1/16
字　　数	220千字
印　　张	12.25
定　　价	40.00元
书　　号	ISBN 978-7-105-15571-2/R·539（汉81）

该书若有印装质量问题，请与本社发行部联系退换。
编辑室电话：010-64228001　发行部电话：010-64224782